薬学生・薬剤師のための
添付文書
徹底活用術

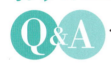で学ぶ適正使用10事例

波多江　崇 [編著]
竹下　治範・竹永由紀子 [著]

薬事日報社

はじめに

　1990年代に本邦にEBM（evidence-based medicine）の概念が紹介され、日常業務にEBMの考え方が浸透してきたことから、薬剤師もEBMを実践するだけの情報リテラシーを身につける必要に迫られています。医療における情報リテラシーとは、ICTを活用して、膨大な情報の中から目的に適した情報を収集し、収集した情報を吟味した上で、医療に用いることとされています。そのため、ガイドライン等に引用された英語論文を読みこなすための勉強会などが全国で開催されています。しかし、医療用医薬品では、添付文書及びインタビューフォームが整備されており、薬学生や新人薬剤師のみなさんにとっては、まず、これらから情報を得ることができるようになることが先決です。そこで、添付文書及びインタビューフォームを活用して、薬剤師業務で起きた問題を解決する方法について10の事例を執筆しました。

　もし、この本を読まれて、わかりやすいと感じていただけたとしたら、薬学生目線からの意見や要望を遠慮なく言ってくれた、私のゼミの学生・田岡京将さん、田中智啓さんの功績が大きいものと思います。また、現場目線でのご助言をいただきました兵庫医科大学ささやま医療センター・志方敏幸先生、サエラ薬局・筒井亜沙美先生、その他、多くのご意見をいただきました全国の50名を超える先生方など、関わっていただいた多くの方のお蔭だと思います。

　最後に、終始粘り強くご支援いただきました薬事日報社・河辺秀一氏、柿下智子氏、栗山剛一氏に心より御礼申し上げます。

平成28年9月
著者を代表して

波多江　崇

薬学生・薬剤師のための添付文書徹底活用術
～Ｑ＆Ａで学ぶ適正使用 10 事例～

目　次

はじめに ………………………………………………………………………………… i

Q1
アシクロビル錠の処方せんを応需したが、
高齢者に通常の成人量を投与してもいいのだろうか？ ……………………………… 1

Q2
高血圧症、糖尿病の薬物治療中の患者に、
新たにアトルバスタチンが追加で処方された。併用しても大丈夫か？ …………… 8

Q3
耐糖能異常の患者にα－グルコシダーゼ阻害剤を処方したい。
処方可能な薬剤はどれか？ …………………………………………………………… 22

Q4
ワルファリン服用中の患者はダビガトランに変更すべきか？ ……………………… 31

Q5
ラックビー®微粒Nを服用した患者から、「粉薬を口に入れると舌が熱っぽく感じる」との問い合わせがあった。なぜか？ ……………………………………………… 43

Q6
ボナロン®錠の臨床成績で、2個以上の胸腰椎の新規骨折の抑制率が90％であるのに対し、胸腰椎の新規骨折の抑制率が47％に下がるのはなぜか？ …………… 53

Q7
熱性けいれんの再発予防を目的にダイアップ®坐剤とアンヒバ®坐剤が処方された。注意すべき点は何か？ ……………………………………………………… 66

Q8
ランソプラゾール OD 錠を就寝前に飲んでいる患者が、朝食後に飲んでいる薬と一緒にまとめて服用したいと希望している。問題はないだろうか？ …………… 77

Q9
夜間の頻尿を心配する高齢者にヒドロクロロチアジド OD 錠が処方された。説明すべき使用上の注意点は？ …………………………………………………… 86

Q10
プロトンポンプ阻害剤の長期服用は、骨粗鬆症のリスクを高める危険な使い方か？ …………………………………… 102

おわりに ………………………………………………………………………………… 119

索引 ……………………………………………………………………………………… 121

［編著］波多江 崇（神戸薬科大学）
［著］竹下 治範（神戸薬科大学）、竹永 由紀子（クオール株式会社）

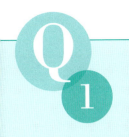

Q1 アシクロビル錠の処方せんを応需したが、高齢者に通常の成人量を投与してもいいのだろうか？

● 背景

　Aさん（80歳）は、上半身にピリピリとした痛みを伴う発疹が現れたため近所の皮膚科クリニックを受診しました。皮膚科では帯状疱疹と診断され、帯状疱疹の治療に用いられる抗ウイルス化学療法剤アシクロビル錠（ゾビラックス®錠、グラクソ・スミスクライン株式会社）が処方されました。Aさんは処方せんを持って、あなたが薬剤師として勤務する保険薬局に来局しました。あなたが処方せんを確認したところ、通常の成人量が処方されていました。しかし、Aさんが80歳と高齢であったため、処方せんに記載されていたアシクロビル錠の投与量が適正かどうか心配になりました。そこで、添付文書及びインタビューフォームを使って確認してみましょう。

● 添付文書から考える

　アシクロビル錠の添付文書の【用法・用量】を確認すると、帯状疱疹の場合、「通常、成人には1回アシクロビルとして800 mgを1日5回経口投与する。なお、年齢、症状により適宜増減する。」とあります。また、「用法・用量に関連する使用上の注意」で、図1-1のように記されています。

　図1-1には「腎障害のある患者又は腎機能の低下している患者、高齢者では、精神神経系の副作用があらわれやすいので、投与間隔を延長するなど注意すること。」とあります。これは腎機能の指標であるクレアチニンクリアランスの低下によってアシクロビルの1日の投与量を減らす必要があることを示しています。さらに、添付文書を読んでいくと、【使用上の注意】の「5. 高齢者への投与」で「本剤は、主として腎臓から排泄されるが、高齢者では腎機能が低下していることが多いため高い血中濃度が持続するおそれがあるので、投与間隔を調節し、患者の状態を観察しながら、慎重に投与すること。また、本剤の投与中は適切な水分補給を行うこと。」とあります。このことから、アシクロビルは腎排泄型薬物であ

用法・用量に関連する使用上の注意

腎障害のある患者又は腎機能の低下している患者、高齢者では、精神神経系の副作用があらわれやすいので、投与間隔を延長するなど注意すること。なお、本剤の投与間隔の目安は下表のとおりである（参考）注)。なお、腎障害を有する小児患者における本剤の投与量、投与間隔調節の目安は確立していない。（「慎重投与」、「重要な基本的注意」、「高齢者への投与」、「過量投与」及び「薬物動態」の項参照）

クレアチニンクリアランス （mL/min/1.73 m²）	単純疱疹の治療	帯状疱疹の治療
>25	1回 200 mg を 1日 5回	1回 800 mg を 1日 5回
10～25	〃　　　　　　1日 5回	〃　　　　　　1日 3回
<10	〃　　　　　　1日 2回	〃　　　　　　1日 2回

注）外国人における成績である。

図 1-1　用法・用量に関連する使用上の注意
（ゾビラックス®錠、グラクソ・スミスクライン株式会社の添付文書より転載）

り、高齢者では投与間隔を調節する必要があることが推定できます。

▶解答

65歳以上を高齢者とし、そのうち、75歳～89歳までを後期高齢者とすることから、80歳のAさんは、通常の成人量では過量となる可能性が高く、副作用を回避するためにも減量あるいは投与間隔の調節が必要であると考えられます。そこで、処方医に疑義照会を行う必要があります。疑義照会の内容は以下の2つです。

①血液検査によって患者のクレアチニンクリアランスを把握していますか？
②処方する際に年齢や腎機能による処方量の調節を考慮しましたか？

アシクロビルは本当に腎排泄型薬物なのだろうか？

●背景

その日の昼食時に薬局長に経過を報告したところ、薬局内での次回の症例検討会で発表することになりました。そこで、発表するための内容をまとめるために、

高齢者におけるアシクロビル錠の投与量　Q1

再度、じっくりと添付文書を確認してみたところ、「アシクロビルは本当に腎排泄型薬物なのか？」という疑問が新たに浮かび上がってきました。

◆薬剤師の疑問

　一般に、薬物の代謝・排泄経路として主に肝代謝と腎排泄の2つがあります。しかし、腎排泄型薬物の明確な定義は存在せず、「未変化体あるいは活性代謝物が主として腎より排泄される薬物」と考えられています。大学の授業で「未変化体あるいは活性代謝物の30％以上が腎より排泄される薬物」を腎排泄型薬物の目安とすると学習した方も多いでしょう。

　【使用上の注意】の「5．高齢者への投与」で「**本剤は、主として腎臓から排泄される**」とあります。しかし、【薬物動態】を確認すると、「代謝・排泄」で「健康成人にアシクロビル200 mg及び800 mgを単回経口投与した場合、48時間以内にそれぞれ投与量の25.0％及び12.0％が未変化体として尿中に排泄された。」とあります。

　Aさんは帯状疱疹と診断されましたので、添付文書の【用法・用量】に従うと1回800 mgを投与することになります。1回800 mgを投与すると、腎機能が低下していない健康成人において投与量の12.0％（96 mg）が未変化体として尿中に排泄されることが考えられます。投与量800 mgのうち、12.0％（96 mg）が未変化体として尿中に排泄されるという値は、「未変化体あるいは活性代謝物の30％以上が腎より排泄される薬物」という腎排泄型薬物の目安よりかなり低いように思われます。また、【使用上の注意】の「5．高齢者への投与」にある「**主として腎から排泄される**」という表現と一致していないように感じられます。

　それにもかかわらず、図1-1には「**腎障害のある患者又は腎機能の低下している患者、高齢者では、精神神経系の副作用があらわれやすいので、投与間隔を延長するなど注意すること。**」とあり、腎機能が低下した患者では使用に対して細心の注意が必要と思われる内容が明記されていることから、やはりアシクロビルは腎排泄型薬物であることが推察できます。

　ここで、「アシクロビルは本当に**腎排泄型薬物**なのだろうか？」という疑問が生じます。

　そこで、アシクロビル錠の添付文書及びインタビューフォームを再度、確認してみましょう。

● 再度、添付文書から考える

再度、【薬物動態】を確認すると、「代謝・排泄」で「健康成人にアシクロビル 200 mg 及び 800 mg を単回経口投与した場合、48 時間以内にそれぞれ投与量の 25.0％及び 12.0％が未変化体として尿中に排泄された。」とあります。

実は、この文章にヒントがあります。どこか気がついたでしょうか？

それは、「投与量の 25.0％及び 12.0％が未変化体として尿中に排泄された。」という記述です。この記述では未変化体として尿中に排泄されたのは投与量の 12.0％（96 mg）であって、投与量 800 mg のうち何％が吸収されたのかということについては触れられていません。

先ほど、「未変化体あるいは活性代謝物の 30％以上が腎より排泄される薬物」を腎排泄型薬物の目安とすると説明しましたが、内服薬の場合、吸収されないと薬物動態に影響しません。したがって、「投与後に体内に吸収された薬物のうち、未変化体あるいは活性代謝物の 30％以上が腎より排泄される薬物」が厳密には腎排泄型薬物の正しい目安の説明になります。

ただし、これ以上の情報を添付文書から得ることはできませんので、インタビューフォームを確認してみましょう。

● インタビューフォームから考える

インタビューフォームの「Ⅶ．薬物動態に関する項目」にある「3．吸収」に「吸収率：約 20％」とあります。これが、上記の疑問を解決するカギとなります。

▶解答

インタビューフォームの「Ⅶ．薬物動態に関する項目」にある「3．吸収」に「吸収率：約 20％」とあることから、1 回 800 mg を内服した場合、服用したアシクロビルのうち約 20％（160 mg）が吸収され、これが体内で薬効を発揮します。「健康成人にアシクロビル 200 mg 及び 800 mg を単回経口投与した場合、48 時間以内にそれぞれ投与量の 25.0％及び 12.0％が未変化体として尿中に排泄された。」という添付文書の記載に「吸収率：約 20％」を組み込んで考えると、投与量 800 mg の約 20％（160 mg）が吸収され、投与量の 12％（96 mg）が未変化体として尿中に排泄されることになります。このことから、真の尿中排泄率は 800 mg を投与して体内に吸収された約 20％（160 mg）のうち 12％（96

高齢者におけるアシクロビル錠の投与量　Q1

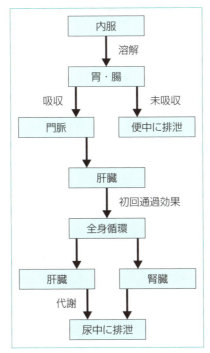

図1-2　内服薬の一般的な体内動態

mg）となり、12％（96 mg）÷20％（160 mg）×100＝約60％であると考えることができます。

以上のことから、「投与後に体内に吸収された薬物のうち、未変化体あるいは活性代謝物の30％以上が腎より排泄される薬物」を腎排泄型薬物の目安とする中、アシクロビルの尿中排泄率は約60％であり、腎機能が低下した患者では十分に注意が必要な腎排泄型薬物であることがわかります。

解説

今回の例で、まず考えるべきことは、図1-2に示すように、内服薬の体内動態です。

内服薬は胃・腸で溶解した後、吸収され門脈を通って肝臓に運ばれます。次に、肝臓で一部が代謝され初回通過効果を受けます。一部の薬剤については、ここで代謝されたものが薬効を発現するプロドラッグタイプのものもあります。肝臓で

代謝されなかった薬物が全身循環に入り薬効を発現します。全身循環に入った薬物は肝臓で代謝されたり、腎臓でろ過されて尿中に排泄されたりすることで薬効を失っていきます。薬物によっては肝臓での代謝で失活せず、薬効を持った活性代謝物として全身循環に残るものもあります。そのような物質は主に腎臓でろ過されて尿中に排泄されることになります。

　添付文書に記載されている【薬物動態】の尿中への未変化体及び活性代謝物の排泄量では、投与量に対する割合が示されています。静脈内投与の薬物であれば、投与量に対する尿中への未変化体及び活性代謝物の排泄量がそのまま尿中排泄率となります。内服薬の場合でも、100％吸収される薬物であれば、静脈内投与の薬物と同様にその数値がそのまま尿中排泄率となります。しかし、吸収率が100％の内服薬は一般的ではありません。そのため、内服薬が腎排泄型薬物かどうかを推定するための尿中排泄率は、投与した薬物のうち、吸収された薬物の中で未変化体あるいは活性代謝物として尿中に排泄される薬物の割合を求めなけれ

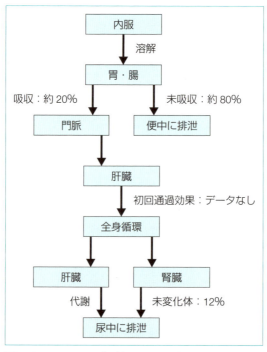

図1-3　アシクロビル錠800 mg内服時の体内動態

ばなりません。そこで、添付文書及びインタビューフォームの情報を統合して考えると図1-3のようになります。

　なお、添付文書及びインタビューフォームに記載がありませんが、腎機能が低下した患者に対する腎排泄型薬物の投与量あるいは投与回数を補正する手段として補正係数を求める方法があります。残念ながら、全ての腎排泄型薬物について、今回のアシクロビルのように投与量や投与回数の調節方法が添付文書に記載されているわけではありません。記載がない場合は、薬剤師自身が適切な投与量や投与回数を検討しなければなりません。添付文書に記載がなければメーカーに問い合わせるという方法もありますが、患者のクレアチニンクリアランスがわかっていれば補正係数は簡単に求められます。覚えておくと良いでしょう。

　補正係数は以下の式で求められます。

補正係数＝1－尿中排泄率×（1－腎不全患者のクレアチニンクリアランス÷100）

　仮に、患者のクレアチニンクリアランスが25の時の補正係数を求めると、「1－0.6×（1－25÷100）＝0.55」となります。帯状疱疹の治療において、通常、成人では、1回800 mgを1日5回投与するので、「5回×0.55＝2.75回」となり、約1日3回が補正後の投与回数となります。この値は、図1-1のクレアチニンクリアランスが25の時の目安と一致します。

　ただし、計算上は3回よりも少ない2.75回が適正な補正回数であることから、1日3回投与に減量後でも過量投与の可能性があります。さらに、図1-1（p.2）に「注）**外国人における成績である。**」とあり、外国人での成績を参考にした目安では、日本人では過量投与の危険性があることが知られています。アシクロビルの過量投与による症状は、添付文書の「8．過量投与」に、「**アシクロビルを数日間経口過量投与された際には、胃腸管症状（嘔気、嘔吐等）及び精神神経症状（頭痛、錯乱等）の発現が認められている。**」とあります。したがって、投与間隔の調整後であってもアシクロビルの過量投与によるこれらの副作用発現に注意が必要です。

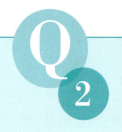

Q2 高血圧症、糖尿病の薬物治療中の患者に、新たにアトルバスタチンが追加で処方された。併用しても大丈夫か？

● 背景

　Bさん（58歳）は、2年前に職場の健康診断で要精密検査となり、職場近くの内科クリニックを受診したところ、高血圧症及び糖尿病と診断されました。その時、持続性カルシウム拮抗薬のアムロジピン錠（ノルバスク®錠、ファイザー株式会社）及びスルホニルウレア系経口血糖降下剤のグリメピリド錠（アマリール®錠、サノフィ株式会社）が処方され、薬物治療が開始されました。薬物治療開始により、高血圧症及び糖尿病の状態は良好に経過していましたが、半年前に内科クリニックの定期的な血液検査でLDL-コレステロール値が高いとの指摘を受けました。その時は、新しく薬は追加処方せず、食事療法と運動療法の指導のみで経過観察を行ってきました。

　しかし、今回の血液検査でLDL-コレステロールは改善するどころかさらに高値を示したことから、本日、HMG-CoA還元酵素阻害剤のアトルバスタチン錠（リピトール®錠、ファイザー株式会社）が追加で処方されました。Bさんは処方せんを持ってあなたが薬剤師として勤務する保険薬局に来局しました。処方せんを受け取ったあなたは、これまで継続的に服用しているアムロジピン錠及びグリメピリド錠と今回新たに追加されたアトルバスタチン錠の併用に問題がないかどうかについて確認しようとしたところ、Bさんから「仕事に戻らないといけないので、急いでほしい」と依頼されました。しかし、確認にはかなりの時間を要すると判断し、薬局長に相談したところ、その場では薬局長が対応し、夕方以降に再度、Bさんに来ていただくことになりました。

　あなたはこれから確認作業を行い、併用に問題がないかどうかを薬局長に報告することになりました。なお、併用に問題がある場合は、代替のHMG-CoA還元酵素阻害剤の選定も行うことになりました。そこで、添付文書及びインタビューフォームを用いて、まずは、併用に問題がないかどうかを調べましょう。

高血圧症、糖尿病の薬物治療中の患者におけるアトルバスタチンの併用 Q2

● 添付文書から考える

　複数の薬剤の併用による問題は、添付文書の【使用上の注意】の「3．相互作用」に記載されています。また、併用による問題の重篤度によって、「併用禁忌」、「原則併用禁忌」、「併用注意」の3つに分類されています。併用の問題に関して最も基本的な確認の方法は、添付文書の相互作用の欄に併用に注意を要する薬として薬剤名が記載されているかどうかをチェックすることです。そこで、アムロジピン錠、グリメピリド錠、アトルバスタチン錠の添付文書の【使用上の注意】の「3．相互作用」に記載されている併用に注意を要する薬剤名等を調べてみましょう。

　アムロジピン錠、グリメピリド錠の添付文書の【使用上の注意】の「3．相互作用」に記載されている併用に注意を要する薬剤名等を調べたところ、それぞれの併用注意の薬剤名等にアトルバスタチンの記載はありませんでした。また、アトルバスタチン錠の添付文書の【使用上の注意】の「3．相互作用」に記載されている併用に注意を要する薬剤名等を調べたところ、併用注意の薬剤名等にアムロジピン、グリメピリドの記載はありませんでした。

▶ 解答

　アムロジピン錠、グリメピリド錠、アトルバスタチン錠のそれぞれの添付文書の相互作用の欄に、注意を要する薬剤名等として、他の2つの薬剤名は記載されていませんでした。

　そこで、薬局長に以下のことを報告しました。

　アムロジピン錠、グリメピリド錠、アトルバスタチン錠のそれぞれの添付文書の相互作用の欄に記載されている注意を要する薬剤名等を確認したところ、いずれの添付文書にも他の2つの薬剤名は記載されていませんでした。そのため、今回、アムロジピン錠、グリメピリド錠を服用しているBさんにアトルバスタチン錠が追加処方されましたが、併用は問題ないと判断しました。

併用に注意を要する薬剤名に明記されていなければ、本当に併用は問題ないのだろうか？

● 背景

　上記の解答を薬局長に報告したところ、「薬剤名に明記されていなければ、本当に問題ないのでしょうか？」と質問があり、大学時代に学習した相互作用の考え方について復習した上で、もう一度、添付文書・インタビューフォームを確認するようにとの指導を受けました。そこで、大学時代の薬物動態に関する教科書を復習し、その後、添付文書・インタビューフォームを確認することにしました。

◆ 薬剤師の疑問

　薬物動態に関する教科書を読んで、薬の併用による相互作用には、吸収・分布・代謝・排泄などが影響し合う薬剤を併用することで薬効の増強あるいは薬効の減弱が生じる薬物動態学的相互作用と、同じ薬効あるいは反対の薬効を示す薬を併用することで薬効の増強あるいは薬効の減弱が生じる薬力学的相互作用の2つがあることを思い出しました。また、代表的な薬物動態学的相互作用は、主に分布と代謝の過程で起こることも思い出しました。そこで、それぞれの薬の相互作用に疑問を持ったことから、再度、アムロジピン錠、グリメピリド錠、アトルバスタチン錠の添付文書を確認してみましょう。

● 再度、添付文書から考える

　まずは、代謝における相互作用について調べてみることにします。
　アムロジピン錠の添付文書の【使用上の注意】の「3.相互作用」には図2-1のような記載があります。
　図2-1には、「**本剤の代謝には主として薬物代謝酵素 CYP3A4 が関与していると考えられている。**」とあり、併用注意の薬剤名等にも「**CYP3A4 阻害剤**」及び「**CYP3A4 誘導剤**」が記載されていました。CYP で代謝を受ける薬は多いため、全ての薬剤名を記載することは不可能です。そこで、グリメピリド錠、アトルバスタチン錠が該当する可能性があるかどうか代謝を調べてみましょう。
　グリメピリド錠の添付文書の【使用上の注意】の「3.相互作用」には図2-2

高血圧症、糖尿病の薬物治療中の患者におけるアトルバスタチンの併用 Q2

> **3．相互作用**
> 本剤の代謝には主として薬物代謝酵素 CYP3A4 が関与していると考えられている。
> **併用注意**（併用に注意すること）
>
> | 薬剤名等 | 臨床症状・措置方法 | 機序・危険因子 |
> |---|---|---|
> | CYP3A4 阻害剤
　エリスロマイシン
　ジルチアゼム
　リトナビル
　イトラコナゾール等 | エリスロマイシン及びジルチアゼムとの併用により、本剤の血中濃度が上昇したとの報告がある。 | 本剤の代謝が競合的に阻害される可能性が考えられる。 |
> | CYP3A4 誘導剤
　リファンピシン等 | 本剤の血中濃度が低下するおそれがある。 | 本剤の代謝が促進される可能性が考えられる。 |

図 2-1　アムロジピン錠の相互作用
（ノルバスク®錠・ファイザー株式会社の添付文書より転載）

> **3．相互作用**
> 本剤は、主に肝代謝酵素 CYP2C9 により代謝される。
>
> | 薬剤名等 | 作用機序 |
> |---|---|
> | アゾール系抗真菌剤
　ミコナゾール
　フルコナゾール　等 | 肝代謝抑制（CYP2C9 阻害）、血中蛋白との結合抑制 |

図 2-2　グリメピリド錠の相互作用
（アマリール®錠・サノフィ株式会社の添付文書より転載）

のような記載があります。

　図 2-2 には、「**本剤は、主に肝代謝酵素 CYP2C9 により代謝される。**」とあり、併用注意の作用機序に「**肝代謝抑制（CYP2C9 阻害）**」が記載されていました。

　アトルバスタチン錠の添付文書の【使用上の注意】の「3．相互作用」には図 2-3 のような記載があります。

　図 2-3 には、「**本剤は、主として肝の薬物代謝酵素 CYP3A4 により代謝される。**」とあり、併用禁忌の薬剤名等に「**テラプレビル**」があり、その作用機序に「**テラプレビルによる CYP3A4 の阻害が考えられている。**」とあります。また、併用注意の薬剤名等にも、「HIV プロテアーゼ阻害剤、メシル酸ネルフィナビル

11

3．相互作用

本剤は、主として肝の薬物代謝酵素 CYP3A4 により代謝される。（「薬物動態」の項参照）

(3) 併用注意（併用に注意すること）

薬剤名等	臨床症状・措置方法	機序・危険因子
HIV プロテアーゼ阻害剤　メシル酸ネルフィナビル　等	メシル酸ネルフィナビルとの併用により本剤の AUC が約 1.7 倍に上昇するとの報告がある。	機序：これらの薬剤による CYP3A4 の阻害が考えられている。
エファビレンツ	本剤の血漿中薬物濃度が低下した（Cmax：－12％、AUC_{0-24h}：－43％）との報告がある。	機序：エファビレンツによる CYP3A4 の誘導が考えられている。
リファンピシン	リファンピシン投与 17 時間後に本剤を投与したところ本剤の血漿中薬物濃度が低下した（Cmax：－40％、AUC：－80％）との報告がある。	機序：リファンピシンによる CYP3A4 の誘導が考えられている。

図 2-3　アトルバスタチン錠の相互作用
（リピトール® 錠・ファイザー株式会社の添付文書より転載）

等」、「**エファビレンツ**」、「**リファンピシン**」があり、その作用機序として、HIV プロテアーゼ阻害剤、メシル酸ネルフィナビル等の場合は「**これらの薬剤による CYP3A4 の阻害が考えられている。**」、エファビレンツ及びリファンピシンの場合は「**CYP3A4 の誘導が考えられている。**」とあります。

図 2-1〜図 2-3 の記載内容から、アムロジピンは主に CYP3A4、グリメピリドは主に CYP2C9、アトルバスタチンは主に CYP3A4 で代謝を受けることが明らかになりました。そのため、アトルバスタチンの追加によって、アムロジピン及びアトルバスタチンの動態が影響を受ける可能性が考えられました。

次に、分布における相互作用について調べてみることにします。

アムロジピン錠の添付文書の【使用上の注意】の「3．相互作用」には、分布における相互作用に関する記載は見当たりませんでした。

高血圧症、糖尿病の薬物治療中の患者におけるアトルバスタチンの併用 Q2

薬剤名等	作用機序
ピラゾロン系消炎剤 　ケトフェニルブタゾン	血中蛋白との結合抑制、腎排泄抑制、肝代謝抑制
サリチル酸剤 　アスピリン 　サザピリン　等	血中蛋白との結合抑制、サリチル酸剤の血糖降下作用
プロピオン酸系消炎剤 　ナプロキセン 　ロキソプロフェンナトリウム水和物　　　　　　　　　　　　　等	血中蛋白との結合抑制［これらの消炎剤は蛋白結合率が高いので、血中にグリメピリドの遊離型が増加して血糖降下作用が増強するおそれがある。］
アリール酢酸系消炎剤 　アンフェナクナトリウム水和物 　ナブメトン　等	
オキシカム系消炎剤 　テノキシカム	
*　サルファ剤 　スルファメトキサゾール　等	血中蛋白との結合抑制、肝代謝抑制、腎排泄抑制
フィブラート系薬剤 　クロフィブラート 　ベザフィブラート　等	血中蛋白との結合抑制、肝代謝抑制、腎排泄抑制
アゾール系抗真菌剤 　ミコナゾール 　フルコナゾール　等	肝代謝抑制（CYP2C9阻害）、血中蛋白との結合抑制

図 2-4　グリメピリド錠の相互作用
（アマリール® 錠・サノフィ株式会社の添付文書より転載）

　グリメピリド錠の添付文書の【使用上の注意】の「3．相互作用」には、図 2-4 のような記載があります。
　図 2-4 には、「**血漿蛋白との結合抑制**」が複数の薬との相互作用の作用機序として記載されていました。
　アトルバスタチン錠の添付文書の【使用上の注意】の「3．相互作用」には、分布における相互作用に関する記載は見当たりませんでした。
　分布における相互作用について調べてみたところ、グリメピリド錠において「**血漿蛋白との結合抑制**」が複数の薬との相互作用の作用機序として記載されていました。それによって、アトルバスタチンの血漿蛋白結合率がどの程度なのかと

表 2-1　アムロジピン、グリメピリド、アトルバスタチンの血漿蛋白結合率

成分名	商品名	血漿蛋白結合率
アムロジピン	ノルバスク®錠	97.1%
グリメピリド	アマリール®錠	記載なし
アトルバスタチンカルシウム水和物	リピトール®錠	95.6〜99.0%以上

（ノルバスク®錠・ファイザー株式会社、アマリール®錠・サノフィ株式会社、リピトール®錠・ファイザー株式会社の添付文書より転載）

いう疑問が生じました。

そこで、アムロジピン錠、グリメピリド錠、アトルバスタチン錠の添付文書の【薬物動態】の「2．血漿蛋白結合率」を調べてみましょう。アムロジピン、グリメピリド、アトルバスタチンの添付文書の【薬物動態】にある血漿蛋白結合率を確認すると、表 2-1 のようになります。

表 2-1 はアムロジピン、グリメピリド、アトルバスタチンの血漿蛋白結合率を示しています。3 つのうち、アムロジピンとアトルバスタチンは血漿蛋白結合率の記載がありましたが、グリメピリドは記載がありませんでした。そこで、後ほどグリメピリドの血漿蛋白結合率を明らかにするために、グリメピリドのインタビューフォームの「Ⅶ．薬物動態に関する項目」にある「2．薬物速度論的パラメータ」の「(7) 血漿蛋白結合率」を確認することにします。

さらに、薬力学的相互作用の可能性を調べる目的で、添付文書の【副作用】を確認し、アトルバスタチンが血圧に影響したり、血糖値に影響したりするような記載があるかどうかをチェックすることにしましょう。

図 2-5 に示すように、頻度はそれほど高くありませんが、アトルバスタチンの服用で、血糖値に影響する可能性があり、糖尿病治療中の B さんにとって、併用によって糖尿病の症状の変化に注意が必要となる可能性があることが判明しました。

● インタビューフォームから考える

グリメピリドの添付文書には血漿蛋白結合率の記載がありませんでした。そこで、グリメピリド（アマリール®錠・サノフィ株式会社）のインタビューフォームの「Ⅶ．薬物動態に関する項目」にある「2．薬物速度論的パラメータ」の「(7)

6）高血糖（0.1%未満）、糖尿病（頻度不明）：高血糖、糖尿病があらわれることがあるので、口渇、頻尿、全身倦怠感等の症状の発現に注意するとともに、定期的に検査を行うなど十分な観察を行い、異常が認められた場合には投与を中止するなど、適切な処置を行うこと。

	0.1～5%未満	0.1%未満	頻度不明
代謝異常	グルコース上昇、HbA1c 上昇、血清鉄低下		低血糖症

図 2-5 アトルバスタチン錠の血圧、血糖値への影響
（リピトール®錠・ファイザー株式会社の添付文書より転載）

血漿蛋白結合率」を確認すると「ヒト血清にグリメピリドを 0.01～10 μg/mL 添加したとき、血清蛋白との結合率は、99.4％であった。なお、結合蛋白は主としてアルブミンであった。」と記載されていました。

▶解答

　添付文書及びインタビューフォームを確認すると、アムロジピンは主に CYP3A4、グリメピリドは主に CYP2C9、アトルバスタチンは主に CYP3A4 で代謝を受けることが明らかになりました。そのため、アトルバスタチンの追加によって、アムロジピン及びアトルバスタチンの効果が増強される危険性があることから、追加は適切ではないと判断されます。
　また、血漿蛋白結合率は、アムロジピンは 97.1％、グリメピリドは 99.4％、アトルバスタチンは 95.6～99.0％以上と非常に高いことが判明しました。そのため、アトルバスタチンの追加によって、アムロジピン及びアトルバスタチンの血漿蛋白結合が阻害されることで遊離型薬物量が増加し、アムロジピン及びアトルバスタチンの効果が増強される危険性があることから、追加は適切ではないと判断されます。
　さらに、アトルバスタチンの併用に問題がある場合は、代替の HMG-CoA 還元酵素阻害剤を選定することとなっています。そこで、HMG-CoA 還元酵素阻害

剤の添付文書及びインタビューフォームからアトルバスタチンに代わる薬を選定してみましょう。

> ### アトルバスタチンに代わる HMG-CoA 還元酵素阻害剤を選定してみよう。

● 添付文書から考える

　本邦で使用が認められている脂質異常症の治療に用いられる HMG-CoA 還元酵素阻害剤には、表 2-2 に示す 6 種類があります。

　今回、B さんは、既にアムロジピン錠、グリメピリド錠による薬物治療を行っており、それらの薬による高血圧症、糖尿病の状態は安定しています。また、アムロジピンは主として CYP3A4、グリメピリドは主として CYP2C9 で代謝を受け、アムロジピンの血漿蛋白結合率は 97.1％、グリメピリドの血漿蛋白結合率は 99.4％と非常に高いことから、CYP3A4 及び CYP2C9 で代謝を受けず、かつ、アトルバスタチンより血漿蛋白結合率が低いものが併用薬として適していると考えられます。

　そこで、6 種類の内服薬の【薬物動態】の「3. 代謝」及び「4. 蛋白結合」を

表 2-2　HMG-CoA 還元酵素阻害剤 6 種類の内服薬の代謝及び蛋白結合率

成分名	蛋白結合率（％）	代謝
アトルバスタチンカルシウム水和物	95.6〜99.0％以上	主として CYP3A4
シンバスタチン	記載なし	主として CYP3A4
ピタバスタチンカルシウム	99.5〜99.6％	CYP によりほとんど代謝されない
プラバスタチンナトリウム	53.1％	CYP3A4 で代謝を受けない
フルバスタチンナトリウム	記載なし	主として CYP2C9
ロスバスタチンカルシウム	記載なし	CYP 活性の阻害率は 10％以下

（リピトール®錠・ファイザー株式会社、リポバス®錠・MSD 株式会社、リバロ®錠・興和株式会社、メバロチン®錠・第一三共株式会社、ローコール®錠・ノバルティス ファーマ株式会社、クレストール®錠・アストラゼネカ株式会社の添付文書より転載）

(2) その他の副作用

	2～5%未満	0.1～2%未満	0.1%未満	頻度不明
代謝異常			HbA1c上昇、血糖値上昇	

図 2-6　ロスバスタチン錠の血圧、血糖値への影響
(クレストール® 錠、アストラゼネカ株式会社の添付文書より転載)

確認すると、表 2-2 のようになっています。

　表 2-2 の代謝の項目を見ると、シンバスタチンは主として CYP3A4、フルバスタチンは主として CYP2C9 で代謝を受けることから、併用薬として適切ではないことが判明しました。また、血漿蛋白結合率を見ると、ピタバスタチンは 99.5～99.6％とアトルバスタチンより高いことから、併用薬として適切ではないことが判明しました。そこで、候補薬としてプラバスタチン、ロスバスタチンの 2 つが残りましたが、ロスバスタチンは添付文書に血漿蛋白結合率についての記載がありません。したがって、後ほどロスバスタチンのインタビューフォームを確認することにします。

　次に、候補薬となったプラバスタチン、ロスバスタチンの 2 つに、アトルバスタチンと同様に血糖値に影響するような副作用があるかどうかを調べる目的で、添付文書の【副作用】を確認し、プラバスタチン、ロスバスタチンが血圧に影響したり、血糖値に影響したりするような記載があるかどうかをチェックすることにしましょう。

　図 2-6 に示すように、頻度はそれほど高くありませんが、ロスバスタチンの服用で、血糖値に影響する可能性があり、糖尿病治療中の B さんにとって、併用によって糖尿病の症状の変化に注意が必要となる可能性があることが判明しました。プラバスタチンの添付文書の【副作用】には、血圧及び血糖値に影響するような記載は見当たりませんでした。

● インタビューフォームから考える

　ロスバスタチンの添付文書には、血漿蛋白結合率についての記載がありませんでした。そこで、ロスバスタチン（クレストール® 錠、アストラゼネカ株式会社）

のインタビューフォームを確認したところ「Ⅶ．薬物動態に関する項目」にある「2．薬物速度論的パラメータ」に、血漿蛋白結合率について、「**平衡透析法で、蛋白結合率は 88.0%（外国人）～89.0%（日本人）**」との記載がありました。

▶解答

　今回新たに追加されたアトルバスタチンは CYP3A4 で代謝されることから、同じく CYP3A4 で代謝されるアムロジピンと併用すると CYP3A4 によるアムロジピンの代謝が阻害されることで効果が増強される可能性があります。また、アトルバスタチンは血漿蛋白結合率が 95.6～99.0％以上と非常に高く、血漿蛋白結合率が 97.1％のアムロジピン、99.4％のグリメピリドと併用するとアムロジピン及びグリメピリドの血漿蛋白結合と競合することでそれぞれの遊離型が増加し、それぞれの効果が増強される可能性があります。さらに、添付文書の【副作用】の記載から、アトルバスタチンの服用で、血糖値に影響する可能性があり、アトルバスタチンの併用によって糖尿病の症状の変化に注意が必要となる可能性があることが判明しました。このため、当初、アムロジピン錠、グリメピリド錠を服用しているBさんへのアトルバスタチン錠の併用は問題ないと判断しましたが、十分に調べてみると、処方医に疑義照会し、アトルバスタチンの処方の中止を提案すべきであったことが判明しました。その際、アトルバスタチンの処方の中止を提案しただけでは、Bさんの脂質異常症の治療が開始できません。

　そこで、本邦で使用が認められている脂質異常症の治療に用いられる HMG-CoA 還元酵素阻害剤のうち、アトルバスタチンを除く 5 種類から推奨する薬を選定することになりました。今回、Bさんは、既に、アムロジピン錠、グリメピリド錠による薬物治療を行っており、それらの薬によって高血圧症、糖尿病の状態は安定しています。また、アムロジピンは主として CYP3A4、グリメピリドは主として CYP2C9 で代謝を受け、アムロジピンの血漿蛋白結合率は 97.1％、グリメピリドの血漿蛋白結合率は 99.4％と非常に高いことから、CYP3A4 及び CYP2C9 で代謝を受けず、かつ、アトルバスタチンより血漿蛋白結合率が低いものが併用薬として適していると考えられます。シンバスタチン、ピタバスタチン、プラバスタチン、フルバスタチン、ロスバスタチンの 5 つの薬のうち、CYP3A4 及び CYP2C9 で代謝を受けず、かつ、アトルバスタチンより血漿蛋白結合率が低いものはプラバスタチン及びロスバスタチンの 2 つでした。さらに、添付文書

高血圧症、糖尿病の薬物治療中の患者におけるアトルバスタチンの併用 Q2

の【副作用】の記載から、ロスバスタチンの服用は血糖値に影響する可能性があり、ロスバスタチンの併用によって糖尿病の症状の変化に注意が必要となる可能性があることが判明しました。以上の結果から、ロスバスタチンよりもプラバスタチンを推奨する薬として選定しました。

解説

　今回のように、既に他の疾患の薬物治療が行われており、しかも、コントロールが良好な場合、別の疾患の治療を目的として新たに追加された薬が従来の治療に悪影響を及ぼすことは避けるべきと考えます。複数の薬剤の併用について問題となるのは、吸収・分布・代謝・排泄などが影響し合う薬剤を併用することで薬効の増強あるいは薬効の減弱が生じる薬物動態学的相互作用と同じ薬効あるいは反対の薬効を示す薬剤を併用することで薬効の増強あるいは薬効の減弱が生じる薬力学的相互作用の2つです。

　そこで、それぞれの薬の添付文書を十分に確認する必要があります。しかし、今回のように患者から「仕事に戻らないといけないので、急いでほしい」と言われると、時間に追われてしまい、まだ十分な知識がなく、業務にも慣れていない薬学生や新人薬剤師では、最初のようなミスを起こす危険性が高くなります。

　アムロジピン錠、グリメピリド錠、アトルバスタチン錠の添付文書の【使用上の注意】の相互作用及び【薬物動態】にある血漿蛋白結合率、さらに、グリメピリド（アマリール®錠・サノフィ株式会社）のインタビューフォームの「Ⅶ. 薬物動態に関する項目」にある「2. 薬物速度論的パラメータ」の「(7) 血漿蛋白結合率」を確認し、整理すると表2-3のようになります。

　表2-3の結果から、アムロジピンは主にCYP3A4、グリメピリドは主にCYP2C9、アトルバスタチンは主にCYP3A4で代謝を受けることが明らかになりました。そのため、アトルバスタチンの追加によって、アムロジピン及びアトルバスタチンの効果が増強される危険性があることから、追加は適切ではないと判断されます。

　また、血漿蛋白結合率は、アムロジピンは97.1％、グリメピリドは99.4％、アトルバスタチンは95.6〜99.0％以上と非常に高いことが判明しました。そのため、アトルバスタチンの追加によって、アムロジピン及びアトルバスタチンの血漿蛋白結合が阻害されることで遊離型薬物量が増加し、アムロジピン及びアト

表2-3 アムロジピン、グリメピリド、アトルバスタチンの分布及び代謝

成分名	血漿蛋白結合率	代謝
アムロジピン	97.1%	主として薬物代謝酵素 CYP3A4
グリメピリド	99.4%	主に肝代謝酵素 CYP2C9
アトルバスタチンカルシウム水和物	95.6〜99.0%以上	主として肝の薬物代謝酵素 CYP3A4

（ノルバスク®錠・ファイザー株式会社、アマリール®錠・サノフィ株式会社、リピトール®錠・ファイザー株式会社の添付文書より転載）

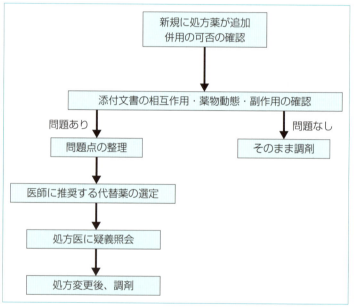

図2-7 処方薬追加後の併用の可否の確認業務の流れ

ルバスタチンの効果が増強される危険性があることから、アトルバスタチンの追加は適切ではないと判断されます。さらに、アトルバスタチンの併用によって糖尿病の症状の変化に注意が必要となる可能性があることが判明したことからも、アトルバスタチンの追加は適切ではないと判断されます。

　そこで、アトルバスタチンと同じ HMG-CoA 還元酵素阻害剤で、本邦で使用が認められている6種類のうち、アトルバスタチンを除く5種類から推奨する薬を選定することになりました。推奨する薬を選定する方法は、アトルバスタチン

高血圧症、糖尿病の薬物治療中の患者におけるアトルバスタチンの併用 Q2

の併用の可否を判断した時と同様に、薬物動態学的相互作用及び薬力学的相互作用を確認することです。HMG-CoA還元酵素阻害剤の中から推奨する薬を選定するために、5種類の代謝及び血漿蛋白結合率を添付文書とインタビューフォームで確認します。その結果、シンバスタチン、ピタバスタチン、プラバスタチン、フルバスタチン、ロスバスタチンの5つの薬のうち、CYP3A4及びCYP2C9で代謝を受けず、かつ、アトルバスタチンより血漿蛋白結合率が低いものはプラバスタチン及びロスバスタチンの2つでした。さらに、ロスバスタチンの服用で、血糖値に影響する可能性があり、ロスバスタチンの併用によって糖尿病の症状の変化に注意が必要となる可能性があることが判明しました。以上の結果から、ロスバスタチンよりもプラバスタチンを推奨する薬として選定しました。

最後に、今回は業務の流れが非常に長かったので、図2-7にフローチャートでまとめを作りました。

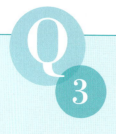

耐糖能異常の患者にα-グルコシダーゼ阻害剤を処方したい。処方可能な薬剤はどれか？

● 背景

あなたが薬剤師として勤務する保険薬局に、近隣の内科クリニックのC医師から「耐糖能異常の患者にα-グルコシダーゼ阻害剤を処方したい。処方可能な薬剤を教えてほしい。また、その際の用法・用量も教えてほしい。」との電話がかかってきました。

電話に応対したあなたは、早急に調べて折り返し回答の電話をすることになりました。

そこで、添付文書を使って確認してみましょう。

● 添付文書から考える

現在、本邦で承認されているα-グルコシダーゼ阻害剤には、ボグリボース、アカルボース、ミグリトールの3種類があります。そのうち、ボグリボース、アカルボースは、先発医薬品だけでなく、後発医薬品もあります。それらを耐糖能異常の患者に使用することが可能かどうか、添付文書の適応について調べてみましょう。

α-グルコシダーゼ阻害剤の先発医薬品には、ボグリボース（ベイスン®錠、ベイスン®OD錠、武田薬品工業株式会社）、アカルボース（グルコバイ®錠、グルコバイ®OD錠、バイエル薬品株式会社）、ミグリトール（セイブル®錠、セイブル®OD錠、株式会社三和化学研究所）の3種類があります。この中で、ボグリボース、アカルボースの2種類については後発医薬品があります。現在、後発医薬品の販売名には「一般名＋剤形＋規格＋メーカー名」を用いることになっていますが、ボグリボースでは、武田テバ薬品株式会社が製造販売する「ベグリラート®錠」及び「ベグリラート®OD錠」という一般名を用いない販売名の後発医薬品もあります。また、錠剤ではない「ボグリボースODフィルム」も救急薬品工業株式会社から製造販売されています。

耐糖能異常の患者に処方可能な α-グルコシダーゼ阻害剤 Q3

表 3-1　α-グルコシダーゼの耐糖能異常への適応の有無

商品名	分類	耐糖能異常における 2型糖尿病の発症抑制
ベイスン®錠 ベイスン®OD錠	先発医薬品	適応あり
ベグリラート®錠 ベグリラート®OD錠	後発医薬品	適応あり
ボグリボース錠 ボグリボースOD錠	後発医薬品	適応あり
ボグリボースOD フィルム	後発医薬品	適応あり
グルコバイ®錠 グルコバイ®OD錠	先発医薬品	適応なし
アカルボース錠 アカルボースOD錠	後発医薬品	適応なし
セイブル®錠 セイブル®OD錠	先発医薬品	適応なし

　これらの α-グルコシダーゼ阻害剤について、添付文書の【効能・効果】を確認し、「耐糖能異常における 2 型糖尿病の発症抑制」への適用の有無を表 3-1 に示します。

　表 3-1 から、耐糖能異常における 2 型糖尿病の発症抑制に処方できるのは、ボグリボースの先発医薬品及び後発医薬品のみであることが判明しました。

　次に、C 医師からのもう 1 つの問い合わせである耐糖能異常の患者への用法・用量について調べることにします。

　ボグリボースの先発医薬品及び後発医薬品について、添付文書の【用法及び用量】を確認すると、耐糖能異常における 2 型糖尿病の発症抑制の場合は「**通常、成人にはボグリボースとして 1 回 0.2 mg を 1 日 3 回毎食直前に経口投与する。**」とあります。

　なお、ボグリボースには 0.2 mg と 0.3 mg の 2 つの規格がありますが、添付文書の【用法及び用量】を確認すると、0.3 mg の使用が認められているのは糖尿病の食後過血糖の改善の場合であり「**なお、効果不十分な場合には、経過を十分に観察しながら 1 回量を 0.3 mg まで増量することができる。**」とあります。

　しかし、耐糖能異常の患者に適用する場合、このような記載はありませんので、

0.3 mg は使用できないことが判明しました。

▶解答

　本邦で承認されているα-グルコシダーゼ阻害剤には、ボグリボース、アカルボース、ミグリトールの3種類があり、ボグリボース及びアカルボースの2種類には後発医薬品も承認されています。これらの中で、耐糖能異常における2型糖尿病の発症抑制に適応のあるものはボグリボースのみでした。ボグリボースには、先発医薬品だけでなく後発医薬品も存在しますが、後発医薬品にも耐糖能異常における2型糖尿病の発症抑制に適応が認められていました。

　次に、ボグリボースには0.2 mgと0.3 mgの規格があります。ただし、処方量で注意すべき点として、ボグリボースは1回0.2 mgを1日3回毎食直前の使用が原則であって、耐糖能異常における2型糖尿病の発症抑制では1回量を0.3 mgに増量することは認められていませんでした。

　そこで、C医師への回答は以下の2点になります。

①耐糖能異常の患者に処方できるのは、ボグリボースの先発医薬品及び後発医薬品です。
②ボグリボースとして1回0.2 mgを1日3回毎食直前に経口投与します。ただし、効果不十分であっても、1回0.3 mgに増量することは認められておりません。

耐糖能異常の患者であれば、誰にでも処方できるのだろうか？

●背景

　その日の終業後、今後また医師からの質問があった時にすぐに回答できるように、耐糖能異常の患者に対するα-グルコシダーゼ阻害剤の適用や用法・用量についてまとめの資料を作ることにしました。そこで、再度、じっくりと添付文書を確認してみたところ、「耐糖能異常の患者であれば、誰にでも処方できるのだろうか？」という疑問が新たに浮かび上がってきました。

耐糖能異常の患者に処方可能なα-グルコシダーゼ阻害剤　Q3

◆薬剤師の疑問

　あなたは学生時代、大学の授業で、高血圧症、糖尿病、脂質異常症などの生活習慣病は、生活習慣の乱れが主な要因で起こるものであり、薬物療法を行う前に、食事療法や運動療法の実施が不可欠であると学習したのではないでしょうか？もちろん、薬物療法導入後も、食事療法や運動療法の継続が不可欠であることは言うまでもありません。

　そもそも、耐糖能異常とはどのような状態なのか、また、その診断基準はどのようになっているのかという疑問もわいてきました。

　耐糖能異常の患者は、糖尿病予備軍の状態であることを示しており、糖尿病発症予防を目的としてボグリボースを処方するのですから、食事療法、運動療法を並行して実施することが重要であると考えられます。

　今回、C医師からの問い合わせは、「耐糖能異常の患者にα-グルコシダーゼ阻害剤を処方したい。処方可能な薬剤を教えてほしい。また、その際の用法・用量も教えてほしい。」というもので、処方の目的が明らかにされていなかったので調べませんでしたが、耐糖能異常と診断された患者であれば、糖尿病予防を目的として誰にでもボグリボースを処方することができるのでしょうか。

　そこで、ボグリボース（ベイスン®錠、武田薬品工業株式会社）の添付文書を再度、確認してみましょう。

● 再度、添付文書から考える

　添付文書の【効能・効果】を確認すると、耐糖能異常における2型糖尿病の発症抑制の欄に「ただし、**食事療法・運動療法を十分に行っても改善されない場合に限る**」とあります。つまり、耐糖能異常の患者にボグリボースを処方する場合は、単に耐糖能異常と診断しただけでは処方することはできず、食事療法、運動療法について十分に指導した上で経過観察を行い、それでも改善されない場合に処方可能であると解釈できます。

　添付文書に耐糖能異常の患者に適用があること、また、食事療法・運動療法を十分に行っても改善されない場合に限ると明記されていることから、疾病の予防であってもインフルエンザのように保険適用外ではなく、保険適用になっているものと思われます。その場合、保険適用するための条件が設定されているはずです。

そこで、添付文書の「保険給付上の注意」を確認すると、適応の条件として以下の2つが明記されています。

「1. 耐糖能異常（空腹時血糖が 126 mg/dL 未満かつ 75 g 経口ブドウ糖負荷試験の血糖 2 時間値が 140〜199 mg/dL）と判断され、糖尿病発症抑制の基本である食事療法及び運動療法を 3〜6ヵ月間行っても改善されず、かつ高血圧症、脂質異常症（高トリグリセリド血症、低 HDL コレステロール血症等）のいずれかを基礎疾患として有する患者を対象とする場合に限り、保険適用されるものとする。」

「2. 診療報酬明細書の摘要欄には、耐糖能異常と判断した根拠（判断した年月日とその結果）、食事療法及び運動療法を 3〜6ヵ月間行っても改善されなかった旨及び高血圧症又は脂質異常症の診断名を記載する。」

▶解答

耐糖能異常の患者にボグリボースを処方する場合は、単に耐糖能異常と診断しただけでは処方することはできません。保険給付上の注意を良く読んだところ、問い合わせがあった医師に対して、以下の項目についての情報提供が必要であることがわかりました。

① その患者は、高血圧症又は脂質異常症の基礎疾患がありますか？
② 耐糖能異常の診断に、空腹時血糖と 75 g 経口ブドウ糖負荷試験を実施されましたか？
③ 耐糖能異常の診断後、3〜6ヵ月間の食事療法及び運動療法を実施されましたか？
④ 食事療法及び運動療法で改善が見られませんでしたか？
⑤ この 4 つを全て満たす場合のみ、ボグリボース 0.2 mg の処方が可能です。

●解説

今回の例で、まず考えるべきことは、保険医療サービスの適用範囲です。

一般に、保険医療は疾病の治療が主な目的であり、特に、高血圧症、糖尿病、脂質異常症などの生活習慣病において、発症予防を目的とした薬物療法は α-グルコシダーゼ阻害剤の他に例が見当たりません。血圧が高めの健常者に降圧剤を、健康診断で LDL コレステロールが高めと診断された健常者に高脂血症治療剤

耐糖能異常の患者に処方可能な α-グルコシダーゼ阻害剤　Q3

などを、発症予防のために処方することはありません。

　このような場合、対象者が 40 歳～74 歳であれば、特定健康診査、いわゆる「メタボ健診」、及び特定保健指導で、生活習慣を見直し、食事療法、運動療法を実施することで発症を予防することになります。

　今回の例でも、添付文書の「保険給付上の注意」を十分に確認すると、耐糖能異常だけが確認された患者で、高血圧症もしくは脂質異常症の診断を受けておらず、食事療法も運動療法も医師の指導下で行ったことがない場合は、保険適用上、糖尿病予防を目的としてボグリボースを処方することはできません。

　高血圧症あるいは脂質異常症の診断を受けた患者の場合、糖尿病を発症する前に、耐糖能異常が診断された段階で早期にボグリボースを処方し、糖尿病の発症を予防することが保健医療上、重要です。

　なぜなら、メタボリックシンドロームの診断基準を考えてもわかるように、肥満症の患者のうち、高血圧症、脂質異常症、糖尿病のいずれか 1 つ以上を発症すると、心筋梗塞、脳梗塞などの心血管イベントの発生やそれによる死亡のリスクが高くなるというエビデンスが証明されているからです。

　ちなみに、メタボリックシンドロームの診断基準は、以下のようになっています。

　内臓脂肪の蓄積が必須条件で、この項目は男性≥85 cm、女性≥90 cm を基準としてウエスト周囲径を測定し、内臓脂肪面積が≥100 cm^2 に相当するものとしています。それに加えて、高トリグリセリド血症（≥150 mg/dL）かつ/又は低 HDL コレステロール血症（＜40 mg/dL）、収縮期血圧（≥130 mmHg）かつ/又は拡張期血圧（≥85 mmHg）、空腹時高血糖（≥110 mg/dL）の 3 つのうち 2 つ以上に該当するとメタボリックシンドロームと診断されます。

　ここで注目すべき点は、心筋梗塞、脳梗塞などの心血管イベントの発生やそれによる死亡のリスクを考慮して、血圧と血糖値の基準が、高血圧症及び糖尿病と診断される値より低く設定され、早期介入によって高血圧症、糖尿病の予防を目的にしていることです。このため、高血圧症あるいは脂質異常症の基礎疾患を持つ患者に耐糖能異常が現れたら、糖尿病が発症してしまう前にボグリボースを処方して、糖尿病の発症を予防することが保険適用になっていると考えると良いでしょう。

　なお、当然のことながら、高血圧症もしくは脂質異常症の診断を受けているの

ですから、そのまま治療をせずに放置しているのではなく、薬物療法を行っていなかったとしても、食事療法及び運動療法の指導を受けて経過観察中であることが必要になると思います。

次に、高血圧症あるいは脂質異常症の基礎疾患を持つ患者に対して耐糖能異常の診断を行うための方法として、空腹時血糖と 75ｇ経口ブドウ糖負荷試験の実施が明記されています。糖尿病に関連する検査には、空腹時血糖値、随時血糖値、75ｇ経口ブドウ糖負荷試験の 2 時間値、ヘモグロビン A1c など様々なものがあります。

そこで、耐糖能異常と診断するために、検査項目のうち空腹時血糖と 75ｇ経口ブドウ糖負荷試験の実施を保険適用上の条件としています。

ここで、高血圧症あるいは脂質異常症の基礎疾患を持つ患者が耐糖能異常と診断されても、すぐにボグリボースを処方できるわけではありません。生活習慣病の主な要因が患者自身の生活習慣にあることは明らかですから、3〜6 ヵ月間の食事療法、運動療法の指導による経過観察が保険適用上の条件とされています。生活習慣病は、患者自身の生活習慣を見直し、食事療法、運動療法を行った上で、薬物療法を行うことで期待される治療効果が得られます。そのため、食事療法、運動療法を十分に実施することを保険適用上の条件としています。

ただし、高血圧症あるいは脂質異常症の基礎疾患を持つ患者ですから、食事療法、運動療法だけでは十分に効果が現れないことは珍しくありません。これらの条件を全て満たし、かつ、食事療法、運動療法だけでは十分に効果が現れない場合にのみ、ボグリボースの使用が認められます。今回の例のように、保険薬局に勤務する薬剤師は、保険薬剤師の登録をして業務を行っていますので、保険医療の適切な運用に貢献することも重要な役割の 1 つです。そのため、薬物治療に関する知識だけでなく、保険医療に関する知識も必要になります。

さて、今回の例では、ボグリボースの後発医薬品に「ベグリラート®錠」及び「ベグリラート® OD 錠」という一般名を用いない販売名の後発医薬品がありました。薬学生や若い薬剤師の方はご存じないものと思いますが、国が後発医薬品の普及を推進するようになった当初は多くのブランド名の後発医薬品が承認され、先発医薬品に類似の販売名による商標の問題や、全く成分の異なる薬の販売名との類似による調剤過誤の問題が起きました。そこで、それらの問題を解決することを目的に、平成 17 年 9 月 22 日付の薬食審査発第 0922001 号「医療用後発

表 3-2　ロキソプロフェン錠 60 mg の後発医薬品の販売名

商品名	製造販売元
ノブフェン錠 60 mg	サンド株式会社
ロキソマリン錠 60 mg	大正薬品工業株式会社
オキミナス錠 60 mg	日本薬品工業株式会社
サンロキソ錠 60 mg	株式会社三恵薬品
ロキソート錠 60 mg	日新製薬株式会社
ロキフェン錠 60 mg	株式会社龍角散
ロキプロナール錠	寿製薬株式会社
ロキペイン錠	共和薬品工業株式会社
ロゼオール錠	辰巳化学株式会社
ロブ錠	大原薬品工業株式会社
ウナスチン錠	マイラン製薬株式会社
スリノフェン錠	あすか製薬株式会社

医薬品の承認申請にあたっての販売名の命名に関する留意事項について」において、平成 17 年 9 月以降に製造承認申請を行う後発医薬品の販売名は「**一般名＋剤形＋規格＋メーカー名**」を原則とすることになりました。それ以前に承認された薬にどのような販売名があるのか、使用頻度の高い「ロキソプロフェンナトリウム錠 60 mg」について表 3-2 にまとめてみました。ご存じのように、先発医薬品は「ロキソニン®錠 60 mg（第一三共株式会社）」です。なお、「一般名＋剤形＋規格＋メーカー名（例．ロキソプロフェンナトリウム錠 60 mg「クニヒロ」、皇漢堂製薬株式会社）」になっているものも多くありますが、今回は表 3-2 に示しておりません。

　表 3-2 に示すように、ロキソプロフェンナトリウム錠 60 mg の後発医薬品だけで 12 もの販売名があり、一般名のロキソプロフェンナトリウムを連想できるものから、全く連想できないものまであります。

　もし、後発医薬品の数が多い薬剤でも同様のことが起きたら大変です。本邦において最も使用頻度の高い降圧薬の 1 つに「アムロジピン錠 5 mg」があります。先発医薬品は「ノルバスク®錠 5 mg（ファイザー株式会社）」と「アムロジン®錠 5 mg（大日本住友製薬株式会社）」ですが、後発医薬品は 33 も承認されています。この 33 製品は全て「一般名＋剤形＋規格＋メーカー名（例．アムロジピ

ン錠 5 mg「サンド」、サンド株式会社)」に統一されていますので、販売名の違いによる事故や混乱は避けることができています。

　薬学生や若い薬剤師の方にとって、後発医薬品が「一般名＋剤形＋規格＋メーカー名」に統一されて販売されていることは当然のことでしょう。今回の例のように、後発医薬品にもブランド名が存在していることなどに疑問を感じたら、経緯を調べてみてください。きっと、あなたが携わっている薬剤師業務に関係する制度の変遷を知ることができます。

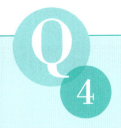

ワルファリン服用中の患者はダビガトランに変更すべきか？

● 背景

あなたが勤務する病院の D 医師から、「ワルファリン服用中の患者への処方をダビガトランに変更したいが、どう思うか？」との相談がありました。経緯を尋ねてみると、製薬メーカーの医薬情報担当者（medical representative、MR）が製品紹介のパンフレットを持参し、臨床試験でワルファリンと比べてダビガトランが心血管及び脳血管イベント発生のリスクを大きく低減したと説明を受けたとのことでした。また、D 医師は、ワルファリンは古くから血栓予防の標準治療薬として用いられていることから、それに比べてダビガトランが心血管及び脳血管イベント発生のリスクを大きく低減したという説明を 100％鵜呑みにすることはできず、あなたに薬剤師としての意見を聴きたいそうです。そこで、MR による「ワルファリンと比べてダビガトランが心血管及び脳血管イベント発生のリスクを大きく低減した」という説明がどの程度の効果を意味しているのか、また、ワルファリンからダビガトランに変更することによるメリット・デメリットについて、添付文書を使って確認してみましょう。

● 添付文書から考える

ダビガトランエテキシラートメタンスルホン酸塩製剤（プラザキサ®カプセル、日本ベーリンガーインゲルハイム株式会社）の添付文書にある【臨床成績】の「1. 日本人を含む第Ⅲ相国際共同試験成績」を確認すると、図 4-1 のように記載されています。

図 4-1 には試験結果について詳細に記載されていますが、今回の D 医師からの質問である「ワルファリンと比べてダビガトランが心血管及び脳血管イベント発生のリスクを大きく低減した」の程度に関する回答の大きなヒントになるのが「非弁膜症性心房細動患者 18,113 例（うち、日本人 326 例）を対象として、ワルファリンに対する本剤 1 回 110 mg 1 日 2 回投与及び 1 回 150 mg 1 日 2 回

1. 日本人を含む第Ⅲ相国際共同試験成績

非弁膜症性心房細動患者 18,113 例（うち、日本人 326 例）を対象として、ワルファリンに対する本剤 1 回 110 mg 1 日 2 回投与及び 1 回 150 mg 1 日 2 回投与の非劣性の検証を目的とした国際共同試験が実施され、以下の成績が得られた[20]。

試験全体における脳卒中/全身性塞栓症の
年間イベント発現率（投与期間 1.84 年（中央値））

イベント発現例数/投与例数 （年間イベント発現率[a]）			ハザード比[b] （95%信頼区間）	
本剤 110 mg 1 日 2 回	本剤 150 mg 1 日 2 回	ワルファリン	本剤 110 mg 1 日 2 回 vs ワルファリン	本剤 150 mg 1 日 2 回 vs ワルファリン
182/6015 (1.53%)	133/6076 (1.10%)	198/6022 (1.68%)	0.91 (0.75, 1.12)	0.66 (0.53, 0.82)

a）年間イベント発現率＝（イベント発生患者の例数/患者・年）×100
b）非劣性の許容限界値はハザード比 1.46 とされた。

また、試験全体における血管死の発現例数（年間イベント発現率）は、本剤 1 回 110 mg 1 日 2 回投与群、1 回 150 mg 1 日 2 回投与群及びワルファリン投与群で、それぞれ 288/6,015 例（2.42%）、273/6,076 例（2.27%）及び 317/6,022 例（2.69%）であった。

なお、試験全体における本剤及びワルファリンとの関連性を問わない大出血の発現例数（年間イベント発現率）は、本剤 1 回 110 mg 1 日 2 回投与群、1 回 150 mg 1 日 2 回投与群及びワルファリン投与群で、それぞれ 318/6,015 例（2.67%）、375/6,076 例（3.11%）及び 396/6,022 例（3.36%）であった。

図 4-1 日本人を含む第Ⅲ相国際共同試験成績
（プラザキサ® カプセル、日本ベーリンガーインゲルハイム株式会社の添付文書より転載）

投与の非劣性の検証を目的とした国際共同試験が実施され、以下の成績が得られた。」の部分です。どの部分がヒントなのか気がついたでしょうか？

それは、「非劣性の検証を目的とした」との記載です。

今回の臨床試験は、ダビガトランがワルファリンに比べて優れていることを検証するための優越性試験ではなく、非劣性の検証が目的と明記されていますので、ダビガトランがワルファリンに比べて少なくとも劣っていない、つまり、同等以上であることを検証するための試験であることがわかります。

次に、ワルファリンからダビガトランに変更することによるメリット・デメリットについて添付文書から考えてみましょう。

表4-1　ワルファリンとダビガトランの剤形、服用方法、価格の比較

	ワルファリン	ダビガトラン
剤形（mm）	0.5 mg 錠：直径 7.6、厚さ 2.8 1 mg 錠：直径 8.1、厚さ 3.1 5 mg 錠：直径 8.6、厚さ 3.0	75 mg カプセル：直径約 6、長さ約 18 110 mg カプセル：直径約 7、長さ約 19
服用方法	通常 1～5 mg を 1 日 1 回	通常 1 回 150 mg を 1 日 2 回
価格（円）	0.5 mg 錠：9.6 1 mg 錠：9.6 5 mg 錠：9.9	75 mg カプセル：136.4 110 mg カプセル：239.3

（ワーファリン錠、エーザイ株式会社及びプラザキサ®カプセル、日本ベーリンガーインゲルハイム株式会社の添付文書より引用）

　まずは、ワルファリンからダビガトランに変更しても、患者が服用を継続できなければ意味がありませんし、期待される効果も発揮できません。そこで、患者の服薬コンプライアンスに影響すると思われる「剤形」、「服用方法」、「価格」の3つを比較してみましょう。ただし、「価格」は添付文書・インタビューフォームには掲載されていませんので、レセプトコンピューターや書籍等で確認してください。上記の3つを比較したものを表4-1に示しています。

　表4-1から、剤形ではダビガトランの方がワルファリンに比べてかなり大きく、血栓予防が必要となる高齢者にとって、約 20 mm の大きさのカプセルを服用することは容易ではないと考えられます。服用方法はワルファリンが 1 日 1 回であるのに対し、ダビガトランは大きなカプセルを 1 回に 2 個、1 日に 2 回服用しなければなりません。服用回数も多くなるほど服薬コンプライアンスが下がることが知られていますので、服用回数が増えることはメリットではありません。価格は服用方法を参考に考えると、ワルファリンでは 1 日 5 mg であっても 1 錠 9.9 円と 1 日 10 円未満であるのに対し、ダビガトランは 1 日に 75 mg カプセルを 4 個服用することから、136.4 円×4 個＝545.6 円と、ワルファリンの 50 倍以上の価格になります。

▶解答

　MR は臨床試験の結果について説明を行ったのでしょう。この臨床試験は 18,000 人以上の患者を対象に行った国際共同試験であることから、かなり信頼性の高い試験であると考えられます。しかし、そもそもこの臨床試験は心血管及

び脳血管イベント発生率を指標として、ワルファリンに対するダビガトランの優越性を検証するための試験ではなく、非劣性を検証するための試験であることが明記されていました。また、患者の服薬コンプライアンスを考えると、ワルファリンからダビガトランへ変更することで、服用しにくい大きさになり、服用回数も増えた上で、価格も大幅に高くなります。そのため、服薬コンプライアンスの面からも、ワルファリンからダビガトランへ変更することのメリットが見えてきません。

そこで、薬剤師としての回答は以下になります。

日本人を含む第Ⅲ相国際共同試験成績は、非劣性試験の結果であることから、ダビガトランがワルファリンに比べて心血管及び脳血管イベント発生のリスクを有意に低減する効果を有するとは言えません。また、剤形、服用方法、価格を考えても、患者の服薬コンプライアンスを低下させる可能性が考えられます。そのため、今回のMRの説明内容から、直ちにワルファリン服用中の患者をダビガトランに変更する必要はないと考えます。

ワルファリンからダビガトランに変更したと仮定した時のコストパフォーマンスはどの程度だろうか？

● 背景

その日の昼食時に病院の食堂でD医師に会い、D医師から「ワルファリンとダビガトランの評価について医局の症例検討会で説明してほしい」との依頼を受けました。そのことを上司に相談したところ、「しっかり調べて、説明してきなさい」との返事でした。そこで、説明用資料を作成するために添付文書を調べていると、MRが説明した「ワルファリンと比べてダビガトランが心血管及び脳血管イベント発生のリスクを大きく低減した」との内容について、「どの程度低減したのかを求めておかないと質問に答えられないのでは？」と思い、取り組んでみることにしました。また、D医師からの質問に対しては「直ちにワルファリン服用中の患者をダビガトランに変更する必要はないと考えます。」と回答しましたが、「ワルファリンからダビガトランに変更することでメリットがある患者はどのような患者なのか？」についても調べることにしました。

Q4 ワルファリンからダビガトランへの変更

◆薬剤師の疑問

　今回、D医師からの問い合わせは、「ワルファリン服用中の患者をダビガトランに変更したいがどう思うか？」というものでした。そのため、非劣性試験の性質だけを根拠として、「ワルファリンと比べてダビガトランが心血管及び脳血管イベント発生のリスクを大きく低減した」というMRの説明を否定しました。しかし、図 4-1（p. 32）に記載されている実際の臨床試験データからどの程度低減するかを求めたわけではありません。そのため、具体的な数値については不明なままです。また、ワルファリンからダビガトランに変更することによるメリット・デメリットについて、患者の服薬コンプライアンスに影響すると思われる「剤形」、「服用方法」、「価格」の3つを比較しましたが、ワルファリンからダビガトランに変更することでメリットがある患者はどのような患者なのかも不明なままです。

　そこで、ダビガトランエテキシラートメタンスルホン酸塩製剤（プラザキサ®カプセル、日本ベーリンガーインゲルハイム株式会社）及びワーファリン錠（エーザイ株式会社）の添付文書を再度、確認してみましょう。

● 再度、添付文書から考える

　まず、ワルファリンと比べてダビガトランがイベント発生のリスクをどの程度低減したのかを求めることにします。図 4-1 を確認すると、脳卒中/全身性塞栓症の年間イベント発現率について、ワルファリン服用群とダビガトラン服用群で数値が明記されています。ダビガトランについては、1回 110 mg 服用群と 1回 150 mg 服用群があります。添付文書の【用法・用量】では、「**通常、成人にはダビガトランエテキシラートとして 1回 150 mg（75 mg カプセルを 2 カプセル）を 1日 2回経口投与する。なお、必要に応じて、ダビガトランエテキシラートとして 1回 110 mg（110 mg カプセルを 1 カプセル）を 1日 2回投与へ減量すること。**」とあるので、1回 150 mg 服用群のデータを採用することとします。図 4-1 のデータから、ワルファリン服用群では 6,022 人中 198 人（1.68%）が 1年間の間に脳卒中/全身性塞栓症を起こしたことがわかります。ダビガトラン 1回 150 mg 服用群では 6,076 人中 133 人（1.10%）が 1年間の間に脳卒中/全身性塞栓症を起こしたことがわかります。

　次に、この数値をもとにして、前向き研究のイベント発生のリスクについて、

コストパフォーマンスを考慮しながら、どの程度低減したのかの指標となる「治療必要数（Number Needed to Treat：NNT）」を求めることにします。治療必要数とは、ワルファリン服用でイベントを発現する患者のうち、ダビガトラン 1 回 150 mg 服用に変更することでイベントの発現を予防できる 1 人の患者のために、何人のワルファリン服用群の患者をダビガトラン 1 回 150 mg 服用に変更する必要があるかを示します。治療必要数は絶対リスク減少率（Absolute Risk Reduction：ARR）の逆数です。そこで、先に絶対リスク減少率を求めます。絶対リスク減少率はダビガトラン 1 回 150 mg 服用群とワルファリン服用群の差で求めますので、絶対リスク減少率＝ワルファリン服用群のイベント発現率（1.68％）－1 回 150 mg 服用群のイベント発現率（1.10％）＝0.58％（0.0058）となります。この値から治療必要数を求めると、治療必要数＝1÷0.0058＝172.4 となりました。

　このことは、約 173 人の非弁膜症性心房細動と診断を受けた患者をワルファリン服用からダビガトラン 1 回 150 mg 服用に変更することで、1 人の患者が 1 年間の間に脳卒中/全身性塞栓症のイベント発現を予防できることを示します。

　つまり、1 人の患者の 1 年間のイベントを予防するために、約 173 人の患者にダビガトラン 1 回 150 mg 服用を 1 年間行わなければならないことを意味します。

　これを薬剤費の面から単純に計算すると、ワルファリンを 1 日 5 mg 服用した場合、ワルファリン 5 mg 錠（9.9 円）×1 日 1 回×365 日×173 人＝625,135.5 円となり、ダビガトラン 1 回 150 mg を 1 日 2 回服用した場合、プラザキサ®カプセル 75 mg（136.4 円）×1 回 2 カプセル×1 日 2 回×365 日×173 人＝34,451,912 円となります。

　この結果から、ワルファリン服用では年間 60 万円程度であったものをダビガトラン服用では年間 3,000 万円以上の薬剤費をかけることで、1 人の非弁膜症性心房細動の患者が 1 年間のうちに脳卒中/全身性塞栓症を発現するのを予防できることがわかりました。

　次に、ワルファリンからダビガトランに変更することでメリットがあるのはどのような患者なのかを薬物動態や相互作用から検討することとします。

　ワーファリン錠（エーザイ株式会社）の添付文書の【薬物動態】の「2. 吸収・分布・代謝・排泄」を見ると、「**本薬は、経口投与後、上部消化管より極めて良く**

吸収され、血漿中ではアルブミンと 97％が結合して存在する。」、「本薬の代謝に関与する主な肝薬物代謝酵素 CYP の分子種は CYP2C9（光学異性体の S 体）であり、CYP1A2、CYP3A4（光学異性体の R 体）も関与することが報告されている。」とあります。それに対して、プラザキサ®カプセル（日本ベーリンガーインゲルハイム株式会社）の添付文書の【薬物動態】の「8. 相互作用（外国人のデータ）」を見ると、「In vitro 試験で本剤は薬物代謝酵素 P-450 によって代謝されず、また、薬物代謝酵素 P-450 を阻害及び誘導しないことが示されている。」とあります。また、同じくプラザキサ®カプセル（日本ベーリンガーインゲルハイム株式会社）の添付文書の【使用上の注意】の「3. 相互作用」を見ると、「**本剤は P-糖蛋白の基質である。本剤は肝薬物代謝酵素 P-450 による代謝を受けない。**」とあります。このことから、多剤併用の患者にワルファリンを処方する場合、蛋白結合率が高い薬剤、CYP2C9、CYP1A2、CYP3A4 で代謝を受ける薬剤を使用している患者には相互作用が発現する可能性があり、併用は避けるべきと考えられます。それに対して、ダビガトランを処方する場合、P-450 による代謝を受けないことから P-450 で代謝を受ける薬剤を使用している患者に併用することが可能です。さらに、ワーファリン錠（エーザイ株式会社）の添付文書の【本剤使用に当って】では「納豆、クロレラ食品及び青汁は本剤の抗凝血作用を減弱させるので避けることが望ましい。」と食生活にも注意点があることがわかります。プラザキサ®カプセル（日本ベーリンガーインゲルハイム株式会社）の添付文書の【薬物動態】の「2. 食事の影響（外国人のデータ）」では「**高脂質、高カロリーの朝食後に本剤を投与したとき、空腹時投与に比べて $AUC_{0-\infty}$ は約 27％増加したが、C_{max} は約 9％の上昇であった。t_{max} は約 2 時間延長したが、バイオアベイラビリティに顕著な影響はないと考えられる。**」と食事の影響はないことが示されています。

▶解答

　ワルファリンからダビガトランに変更することによるメリット・デメリットを知るには、図 4-1（p.32）の臨床試験の結果から治療必要数を求め、コストパフォーマンスを考慮すること、また、添付文書の【薬物動態】、【使用上の注意】、【本剤使用に当って】などを参考に、既に服用している可能性のある薬剤との相互作用の可能性を考慮する必要があることがわかりました。そこで医局の症例検討

会では、以下の内容を伝えることにしました。

①非弁膜症性心房細動と診断を受けた患者をワルファリン服用からダビガトラン1回150 mg服用に変更することで1年間の間に脳卒中/全身性塞栓症のイベント発現を予防するための治療必要数は約173人となり、ワルファリン服用中の患者約173人をダビガトランに変更することで、その中の1人は1年間にイベント発現を予防できます。ただし、約173人がワルファリンを使用した際の薬剤費が約60万円であるのに対し、約173人がダビガトランを使用した際の薬剤費は3,000万円以上にもなります。

②ワルファリン錠が小さな錠剤であるのに比べてダビガトランは大きなカプセルであり、1回に2個も服用することを考えると、高齢者患者では服用が難しく、服薬コンプライアンスが悪化する可能性が考えられます。

③ワルファリンに比べてダビガトランの1日分の薬剤費が50倍以上であることからも、経済的な負担が大きくなり、服薬コンプライアンスが悪化する可能性が考えられます。

④ワルファリンは蛋白結合率が非常に高く、P-450による代謝を受けることから、多剤併用の患者では併用できない可能性が高くなります。また、納豆やクロレラなどビタミンKを極めて多く含む食品の摂取は避ける必要があります。それに対し、ダビガトランはP-糖蛋白の基質であるため、同じくP-糖蛋白の基質となる薬剤との併用は避ける必要がありますが、P-450による代謝を受けないため、多くの薬剤との併用が可能になります。また、食事によって薬物動態が影響を受けないことから、食事にも注意が必要ありません。これらのことから、多剤併用の患者、納豆を食べたいと訴える患者では、ワルファリンからダビガトランへの変更によるメリットがあるものと思います。

● 解説

今回の例で最も重要と思われるのが、ワルファリンからダビガトランへ変更することによるメリットを、図4-1（p. 32）のデータから数値として求めることです。イベント発現の有無をエンドポイントとした前向き研究の場合、ワルファリンからダビガトランへ変更することによるメリットの指標として「相対リスク（Relative Risk：RR）」、「相対リスク減少率（Relative Risk Reduction：RRR）」、「絶対リスク減少率」、「治療必要数」を求めることができます。

Q4 ワルファリンからダビガトランへの変更

　これらの数値を求めることは、現在の薬剤師国家試験では毎年必ず出題されており、6年制課程の薬学部を卒業した若手の薬剤師の方であれば、学生時代に何度も計算したものと思います。おそらく、学生時代は、このような計算が現場で役に立つのだろうかと疑問に思っていた方も多いと思いますが、今回の例では重要な意味を持ちます。

　それでは図4-1のデータを見ながら、1つひとつ計算してみましょう。図4-1のデータから、ワルファリン服用群では6,022人中198人（1.68％）が1年間の間に脳卒中/全身性塞栓症を起こしたことがわかります。また、ダビガトラン1回150 mg服用群では6,076人中133人（1.10％）が1年間の間に脳卒中/全身性塞栓症を起こしたことがわかります。ここで、単純計算では数値が合わないことに気がついたでしょうか？

　ワルファリン服用群では6,022人中198人がイベントを発現していますが、1年間のイベント発現率は1.68％と示されています。単純に計算すると、198人÷6,022人×100＝3.29％となり、値が一致しません。ダビガトラン1回150 mg服用群でも同じで、6,076人中133人がイベントを発現していますが、1年間のイベント発現率は1.10％と示されています。単純に計算すると、133人÷6,076人×100＝2.19％となり、値が一致しません。

　この理由を探すと、図4-1のa）に「**年間イベント発現率＝（イベント発生患者の例数/患者・年）×100**」と示されています。これは疫学の手法である「人年法」による計算です。人年法では、途中で脱落してしまった患者やイベントを発現した時期による影響も含めて計算しているということです。例えば、1年間経過観察をしている間に、副作用が発現して薬の服用を中断することもあるでしょう。その時、このような患者を1年間経過観察できなかった患者として脱落例とし、研究対象から除いてしまうと、副作用が発現して治療が継続できなかった患者は無視されることになります。これは非常に危険です。例えば、副作用が重篤で、かつ、副作用の発現頻度が高いが、副作用が発現しなかった患者に対する効果が高い薬があったとします。この時に、副作用が発現して途中で脱落した患者を研究対象から除いてしまうと、極めて治療効果が高い薬であり、優先的に使用すべきであるという結果になります。しかし、実際には、副作用が重篤で、かつ、副作用の発現頻度が高いため、服用を継続できない患者が多く、服用開始時の患者のうち、薬の恩恵を受けた患者の本当の割合は非常に小さくなります。そこで、

人年法を使用すると、副作用が発現して途中で脱落した患者であっても、脱落する時までは服用し、イベントを発現していないことから、そこまでは薬の効果があったものとして研究対象に含むことが可能になります。

また、人年法を用いるもう1つの意味として、1年間の観察期間のうち、開始後数週間でイベントを発現した場合と11ヵ月以上経ってからイベントを発現した場合を同じものとして扱わないようにすることが挙げられます。人年法を用いなかった場合、1年間の観察期間のうち、開始後数週間でイベントを発現した場合でも、11ヵ月以上経ってからイベントを発現した場合でも、イベント発現の有無だけで判断しますので、同じ結果になります。

それでは、図4-1のデータを使って数値を求めてみましょう。

まずは、ワルファリン服用群とダビガトラン1回150 mg服用群のイベント発現率から相対リスクを求めます。相対リスクはダビガトラン1回150 mg服用群とワルファリン服用群の比で求めます。相対リスク＝ダビガトラン1回150 mg服用群のイベント発現率（1.10%）÷ワルファリン服用群のイベント発現率（1.68%）＝0.65となり、図4-1に示すハザード比0.66とほぼ一致しました。実は、相対リスクとハザード比は同じものを意味します。相対リスクが0.65ということは、ワルファリンをダビガトランに変更したことで、1年間のイベント発現率が0.65、つまり65%に下がったという意味です。

次に、相対リスクの値から相対リスク減少率を求めます。相対リスク減少率は1から相対リスクを引いて求めます。相対リスク減少率＝1－0.65＝0.35となりました。これは、非弁膜症性心房細動と診断を受け、脳卒中/全身性塞栓症の予防を目的として、ワルファリンを服用している患者をダビガトラン1回150 mg服用に変更することで0.35、つまり、1年間のイベント発現率を35%低減することができることを意味します。これは、ワルファリンを服用してもイベントを発現してしまう患者100人をダビガトラン1回150 mg服用に変更することで65人に減らし、35人の患者はイベントを予防できることになります。この数値から、やはりワルファリン服用中の患者は価格が50倍であっても、また、カプセルが大きく飲み辛いとしても、ダビガトラン1回150 mg服用に変更した方が良いように思います。それを確認する方法が、治療必要数です。治療必要数とは、ワルファリン服用でイベントを発現する患者のうち、ダビガトラン1回150 mg服用に変更することでイベントの発現を予防できる1人の患者を救うために、何

人のワルファリン服用群の患者をダビガトラン1回150 mg服用に変更する必要があるかを示します。治療必要数は絶対リスク減少率の逆数で求めることができます。そこで、先に絶対リスク減少率を求めます。絶対リスク減少率はダビガトラン1回150 mg服用群とワルファリン服用群の差で求めます。絶対リスク減少率＝ワルファリン服用群のイベント発現率（1.68％）－1回150 mg服用群のイベント発現率（1.10％）＝0.58％（0.0058）となります。

ここで、相対リスク減少率の数値と絶対リスク減少率の数値が大きく異なることに気がついたでしょうか？　では、なぜこのような違いが生じるのでしょう？

それは、相対リスク減少率がイベント発現率の大きさに影響されないのに対し、絶対リスク減少率がイベント発現率の大きさに影響されるからです。

例えば、ワルファリン服用群のイベント発現率とダビガトラン1回150 mg服用群のイベント発現率が1.68％と1.10％ではなく、それぞれの10倍の16.8％、11.0％であったとしたら、どうなるでしょうか？

相対リスクはそれぞれのイベント発現率の比で求めますので、相対リスク減少率は同じ0.35のままです。しかし、絶対リスク減少率はそれぞれのイベント発現率の差で求めますので、10倍の5.8％（0.058）になります。

相対リスク減少率と絶対リスク減少率の差は、非弁膜症性心房細動と診断を受けた患者であったとしても、ワルファリンあるいはダビガトランを服用しなければ1年間の間に必ず全員がイベントを発現するものではないためです。薬の服用とイベント発現との関係を考えると、次の3つの可能性が考えられます。

①薬を服用することでイベント発現を予防できた。
②薬を服用してもイベントを発現してしまった。
③薬を服用しなくてもイベントを発現しなかった。

この3つの可能性があるために、相対リスク減少率と絶対リスク減少率は必ずしも一致せず、2つとも求める必要があります。

さらに、絶対リスク減少率から治療必要数を求めると、治療必要数＝1÷0.0058＝172.4となり、約173人の患者をワルファリン服用からダビガトラン1回150 mg服用に変更することで、1人の患者のイベント発現を予防できることを示します。

ここで、あなた自身がワルファリンからダビガトランへ変更された患者であると想定して、1年間の薬剤費を計算してみましょう。

ワルファリンを 1 日 5 mg 服用した場合、ワルファリン 5 mg 錠（9.9 円）×1 日 1 回×365 日×1 人＝3,613.5 円となり、ダビガトラン 1 回 150 mg を 1 日 2 回服用した場合、プラザキサ® カプセル 75 mg(136.4 円)×1 回 2 カプセル×1 日 2 回×365 日×1 人＝199,144 円となります。もちろん、医療保険を使用しますので、そのまま全額を負担するわけではありませんが、ワルファリンの場合、年間の薬剤費が 4 千円に満たないのに対し、ダビガトランの場合、年間の薬剤費が約 20 万円に達します。しかも、ワリファリンからダビガトランに変更した患者約 173 人のうち、変更したことで恩恵を受ける患者は 1 人だけです。

　そう考えると、納豆が大好物で毎日食べたい患者や、他にも多くの薬を服用しており、飲み合わせに問題が起こる可能性のある患者でない限り、ワルファリンからダビガトランに変更するメリットはないものと思われます。

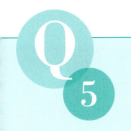

ラックビー®微粒Nを服用した患者から、「粉薬を口に入れると舌が熱っぽく感じる」との問い合わせがあった。なぜか？

🔵 背景

　Eさん（60歳）は、2週間前から軟便の症状があり、近隣の消化器内科を受診しました。症状としては軽いもので、水様の下痢ではなく、腹痛など軟便以外の症状もなかったことから、感染性の胃腸炎ではないとして、ラックビー®微粒N（興和株式会社）が処方されました。Eさんは処方せんを持って、あなたが薬剤師として勤務する保険薬局に来局しました。あなたがEさんに「既往歴」や「併用薬」を確認したところ、2ヵ月前から重度のアレルギー性鼻炎のため、近隣の耳鼻科を受診し、ディレグラ®配合錠（サノフィ株式会社）が処方され、毎日、服用していることがわかりました。そこで、ラックビー®微粒N及びディレグラ®配合錠の添付文書を確認した上で併用に問題はないと判断し、ラックビー®微粒Nを交付しました。ところが数日後、Eさんから「粉薬を口に入れると舌が熱っぽく感じる。最初は気のせいかと思ったが、毎回、口に入れるたびに同じように熱っぽく感じる。この粉薬は不良品ではないのか？　気持ち悪いので服用したくない。」と薬局に問い合わせの電話がありました。

　あなたは、その場で即答できませんでしたので、その原因を調べて、後で説明の電話をすることになりました。そこで、舌が熱っぽく感じる原因について、Eさんに説明できるように、添付文書及びインタビューフォームを使って確認してみましょう。

🔵 添付文書から考える

　口に入れると舌が熱っぽく感じるということから、ラックビー®微粒Nの「味」や「におい」が関係している可能性があります。そこで、ラックビー®微粒Nの添付文書の【組成・性状】を確認すると、図5-1のように記されています。

　図5-1には、成分・含量は「1g中　ビフィズス菌（*Bifidobacterium*の生菌）10mg」、添加物は「トウモロコシデンプン、乳糖」、味は「わずかに甘みあり」、

:組成・性状

販売名	ラックビー微粒N
成分・含量	1g中ビフィズス菌(Bifidobacteriumの生菌) 10 mg
添加物	トウモロコシデンプン、乳糖
剤形	散剤
色	白色〜灰黄白色
味	わずかに甘みあり
におい	ほとんどない

図 5-1　ラックビー® 微粒 N の組成・性状
(ラックビー® 微粒 N、興和株式会社の添付文書より転載)

においは「ほとんどない」とあります。成分・含量は「1g中　ビフィズス菌 (Bifidobacterium の生菌)　10 mg」とあることから、ラックビー® 微粒 N の製剤を構成するものは、ほとんどが添加物の「トウモロコシデンプン、乳糖」ということがわかります。ご存じのことと思いますが、トウモロコシデンプン及び乳糖は薬効成分と反応せず、味にも影響しないことから散剤調剤時の賦形剤として用いられています。したがって、これらに刺激性があり舌が熱っぽく感じる原因となったとは考えにくく、薬効成分であるビフィズス菌が影響したものと考えるのが妥当ではないかと思われます。念のため、トウモロコシデンプン、乳糖の添付文書(トウモロコシデンプン「ホエイ」、乳糖「ホエイ」(粉末)、マイラン製薬株式会社)及びインタビューフォーム(トウモロコシデンプン「ホエイ」、乳糖「ホエイ」(粉末)、マイラン製薬株式会社)を確認したところ、舌が熱っぽく感じる原因となるような「味」や「におい」に関する記載がありませんでした。そこで、ラックビー® 微粒 N の添付文書の【有効成分に関する理化学的知見】の「性状」を確認すると、図 5-2 のように記されています。

　図 5-2 の「性状」には、「白色〜わずかに黄褐色の粉末で、においはないか、又はわずかに特異なにおいがある。」との記載がありますが、舌が熱っぽく感じる原因となるような味に関する記載はありませんでした。そこで、これまでにも舌が熱っぽく感じるような副作用の報告があるかどうか、ラックビー® 微粒 N の添付文書の【使用上の注意】の「副作用」を確認すると、図 5-3 のように記されて

> 有効成分に関する理化学的知見
> 一般名：ビフィズス菌
> 菌　種：*Bifidobacterium longum, Bifidobacterium infantis*
> 性　状：白色～わずかに黄褐色の粉末で、においはないか、又は
> 　　　　わずかに特異なにおいがある。

図 5-2　ラックビー® 微粒 N の有効成分に関する理化学的知見
（ラックビー® 微粒 N、興和株式会社の添付文書より転載）

> 1．副作用
> ラックビー微粒 N の承認時の臨床試験及び再評価により報告された症例 637 例中、副作用報告されたものは腹部膨満感の 2 例（0.3%）であった[1]〜[4]。
>
> | | 0.1～5%未満 | 頻度不明 |
> |---|---|---|
> | ＊過敏症 | | 発疹 |
> | 消化器 | 腹部膨満感 | |

図 5-3　ラックビー® 微粒 N の副作用
（ラックビー® 微粒 N、興和株式会社の添付文書より転載）

います。

　図 5-3 の「副作用」には、「ラックビー® 微粒 N の承認時の臨床試験及び再評価により報告された症例 637 例中、副作用報告されたものは腹部膨満感の 2 例（0.3%）であった。」との記載がありますが、舌が熱っぽく感じるような副作用の報告はありませんでした。

　舌が熱っぽく感じる原因となると考えられる「味」や「におい」、過去に同様の副作用の報告があるかどうかを確認したところ、ラックビー® 微粒 N の添付文書の【組成・性状】、【有効成分に関する理化学的知見】の「性状」、【使用上の注意】の「副作用」には、舌に熱感を感じる原因となるような記載は見当たりませんでした。やはり、E さんの気のせいではないかと考えられますが、E さんからの電話では「最初は気のせいかと思ったが、毎回、口に入れるたびに同じように熱っぽく感じる。」とのことであったことから、何らかの原因によって舌が熱っぽく感じるのは間違いないように思われます。さらに、添付文書に舌が熱っぽく感じる

> 本剤を服用する際に熱感を感じることがあるが、これは製剤の乾燥度によって生じる湿潤熱であり、異常ではない。

図 5-4　ラックビー® 微粒 N の安全性（使用上の注意等）に関する項目
（ラックビー® 微粒 N、興和株式会社のインタビューフォームより転載）

原因となるような記載がなかったことから、E さんからの問い合わせのように、先日、E さんに交付したラックビー® 微粒 N が不良品である可能性も考える必要がでてきます。そこで、舌が熱っぽく感じる原因となるような記載があるかどうかについてインタビューフォームを確認してみましょう。

● インタビューフォームから考える

　インタビューフォーム全体を詳細に確認したところ、【Ⅷ．安全性（使用上の注意等）に関する項目】の「16．その他」に図 5-4 のように記されています。

　図 5-4 の【Ⅷ．安全性（使用上の注意等）に関する項目】の「16．その他」には、「本剤を服用する際に熱感を感じることがあるが、これは製剤の乾燥度によって生じる湿潤熱であり、異常ではない。」とあり、舌が熱っぽく感じるのは E さんの気のせいではないことが判明しました。

　ここで、湿潤熱のことを解説しておきましょう。

　夏の猛暑の日中に、わずかでも気温を下げる目的で、家の庭や周辺の道路に打ち水をすることがあります。打ち水は、道路に水をまき、水が蒸発する際に庭や道路の熱を奪うことによって気温が下がる現象を利用しています。これを気化熱ということは一般に良く知られています。湿潤熱は気化熱の逆の現象で、物質が吸湿する際に発する熱のことです。天日干しした布団に入ると暖かく感じるのは湿潤熱の影響です。近年では、着るだけで暖かくなる吸湿発熱素材を使用した T シャツ等がこの発熱現象を利用しています。これらは、皮膚から出た汗と十分に乾燥した繊維が反応して発熱したことによります。このような現象を湿潤熱といいます。

　ラックビー® 微粒 N の組成の多くを占めるトウモロコシデンプン、乳糖の添付文書（トウモロコシデンプン「ホエイ」、乳糖「ホエイ」（粉末）、マイラン製薬株式会社）及びインタビューフォーム（トウモロコシデンプン「ホエイ」、乳糖「ホ

ラックビー®微粒Nの服用による舌の熱感 Q5

> ラックビーは腸内優勢菌であるビフィズス菌（*Bifidobacterium longum*, *Bifidobacterium infantis*）を凍結乾燥した生菌製剤である。

図5-5　ラックビー® 微粒Nの製品の治療学的・製剤学的特性
（ラックビー® 微粒N、興和株式会社のインタビューフォームより転載）

> 本剤は生菌製剤であるので、吸湿に注意すること。
> 特に本剤をグラシン紙等の包材に分包して投薬する場合には、気密性の高い容器に入れ、湿度の低い場所に保存すること。

図5-6　ラックビー® 微粒Nの製品の薬剤取扱い上の注意点
（ラックビー® 微粒N、興和株式会社のインタビューフォームより転載）

エイ」（粉末）、マイラン製薬株式会社）を確認したところ、「熱感」や「湿潤熱」についての記載はありませんでした。また、図5-4の【Ⅷ．安全性（使用上の注意等）に関する項目】の「16．その他」に、「本剤を服用する際に熱感を感じることがあるが、これは製剤の乾燥度によって生じる湿潤熱であり、異常ではない。」とあることから、製剤1g中にわずか10mgと1%しか含まれていないビフィズス菌（*Bifidobacterium*の生菌）による湿潤熱であると推察されます。そこで、ビフィズス菌（*Bifidobacterium*の生菌）の乾燥度について、インタビューフォーム全体を詳細に確認したところ、【Ⅰ．概要に関する項目】の「2．製品の治療学的・製剤学的特性」に図5-5のように記されています。

　図5-5の【Ⅰ．概要に関する項目】の「2．製品の治療学的・製剤学的特性」には、「ラックビーは腸内優勢菌であるビフィズス菌（*Bifidobacterium longum*, *Bifidobacterium infantis*）を凍結乾燥した生菌製剤である。」とあり、凍結乾燥させたものであることがわかりました。また、【Ⅹ．管理的事項に関する項目】の「4．薬剤取扱い上の注意点」には図5-6のように記されています。

　図5-6の【Ⅹ．管理的事項に関する項目】の「4．薬剤取扱い上の注意点」には、「本剤は生菌製剤であるので、吸湿に注意すること。特に本剤をグラシン紙等の包材に分包して投薬する場合には、気密性の高い容器に入れ、湿度の低い場所に保存すること。」とあり、凍結乾燥を用いた生菌製剤であるため、吸湿しやすく、乾燥状態を良好に保つ必要があることがわかりました。つまり、成分のビ

フィズス菌はかなり乾燥度が高く、湿潤熱を発現しやすいことが推察されます。

▶解答

インタビューフォームの記載内容から、舌が熱っぽく感じる原因は、製剤の乾燥度によって生じる湿潤熱であり、異常ではないことがわかりました。そこで、Eさんへの説明内容は以下の4つです。
①舌が熱っぽく感じるのはEさんの気のせいではありません。
②製剤の乾燥度によって生じる湿潤熱と呼ばれる発熱が原因です。
③異常ではありませんので、粉薬は不良品ではありません。
④そのまま安心して服用を継続してください。

なぜ、電話で問い合わせるほど、Eさんは舌が熱っぽく感じたのだろう？

● 背景

その日の昼食時に薬局長に経過を報告したところ、薬局長も長い薬剤師経験の中でラックビー® 微粒 N を何度となく患者に交付しているが、患者からそのような問い合わせを受けた経験がないとのことでした。また、添付文書の副作用にも記載がなかったことから、「なぜ、電話で問い合わせるほど、Eさんは舌が熱っぽく感じたのだろう？」という疑問が新たに浮かび上がってきました。

◆薬剤師の疑問

ラックビー® 微粒 N の組成の多くを占めるトウモロコシデンプン、乳糖の添付文書（トウモロコシデンプン「ホエイ」、乳糖「ホエイ」（粉末）、マイラン製薬株式会社）及びインタビューフォーム（トウモロコシデンプン「ホエイ」、乳糖「ホエイ」（粉末）、マイラン製薬株式会社）を確認したところ、「熱感」や「湿潤熱」についての記載はありませんでした。図 5-4（p.46）の【Ⅷ．安全性（使用上の注意等）に関する項目】の「16．その他」には、「本剤を服用する際に熱感を感じることがあるが、これは製剤の乾燥度によって生じる湿潤熱であり、異常ではない。」とあることから、製剤 1 g 中にわずか 10 mg と 1％しか含まれていないビフィズス菌（Bifidobacterium の生菌）による湿潤熱であると推察されます。

しかし、湿潤熱は熱傷を起こすほどの高温になることはなく、ビフィズス菌がわずか 10 mg と製剤中の 1% であることを考えると、製剤の発熱だけでなく、E さん自身にも熱感を感じやすい要因があるのではないかと思われます。再度、【背景】を確認すると、E さんは、2 ヵ月前から重度のアレルギー性鼻炎のため、近隣の耳鼻科を受診し、ディレグラ®配合錠を服用していました。もしかすると、ディレグラ®配合錠の服用が熱感を感じやすい要因となっているのかもしれません。そこで、ディレグラ®配合錠による影響の可能性について、添付文書を確認してみましょう。

● **再度、添付文書から考える**

ディレグラ®配合錠の添付文書の【組成・性状】を確認すると、図 5-7 のように記されています。

図 5-7 には、成分・含量は「日局フェキソフェナジン塩酸塩 30 mg 及び塩酸プソイドエフェドリン 60 mg」とあります。日局フェキソフェナジン塩酸塩は抗ヒスタミン薬で、塩酸プソイドエフェドリンはノルアドレナリンα受容体刺激薬です。

次に、舌が熱っぽく感じるような副作用の報告があるかどうか、ディレグラ®配合錠の添付文書の【使用上の注意】の「副作用」を確認すると、図 5-8 のように記されています。

図 5-8 には、舌が熱っぽく感じるような副作用の報告はありませんが、「口渇 1 例（0.3%）」という記載がありました。これは、日局フェキソフェナジン塩酸塩の抗ヒスタミン作用及び塩酸プソイドエフェドリンのノルアドレナリンα受容体刺激作用によって、唾液の分泌が抑えられたことによるものと考えられます。

【組成・性状】

販売名	ディレグラ配合錠
有効成分（1錠中）	日局フェキソフェナジン塩酸塩 30 mg 及び塩酸プソイドエフェドリン 60 mg

図 5-7　ディレグラ®配合錠の組成・性状
（ディレグラ®配合錠、サノフィ株式会社の添付文書より転載）

> 4．副作用
> 国内で実施された臨床試験において、フェキソフェナジン塩酸塩と塩酸プソイドエフェドリンの配合剤が投与された患者で副作用が報告されたのは347例中5例（1.4%）であり、頭痛2例（0.6%）、発疹2例（0.6%）、疲労1例（0.3%）、口渇1例（0.3%）であった。（承認時）

図5-8　ディレグラ®配合錠の副作用
（ディレグラ®配合錠、サノフィ株式会社の添付文書より転載）

では、口渇は舌が熱っぽく感じることと関係しているのでしょうか？
　唾液は、様々な刺激から舌の粘膜組織を保護する働きを持ち、その中の1つに温度の希釈作用があります。皮膚に触れると熱傷をするような熱い食べ物を口に入れても頻繁に熱傷をしないで済んでいるのは、十分な唾液の分泌によって温度が希釈されるためです。
　つまり、今回、Eさんがラックビー®微粒Nを口に入れると舌が熱っぽく感じたのは、ディレグラ®配合錠の影響により唾液の分泌が抑えられ、ラックビー®微粒Nが吸湿したことによって発生した湿潤熱を唾液で希釈できなかったためであろうと考えられます。

▶解答

　ディレグラ®配合錠を服用すると、日局フェキソフェナジン塩酸塩の抗ヒスタミン作用及び塩酸プソイドエフェドリンのノルアドレナリンα受容体刺激作用によって、唾液の分泌が抑えられることがあります。
　唾液は、様々な刺激から下の粘膜組織を保護する働きを持ち、その中の1つに温度の希釈作用があります。皮膚に触れると熱傷ができるような熱い食べ物を口に入れても熱傷をしないのは、十分な唾液の分泌によって温度が希釈されるためです。
　つまり、今回、Eさんがラックビー®微粒Nを口に入れると舌が熱っぽく感じたのは、ディレグラ®配合錠の影響により唾液の分泌が抑えられ、そのことで、ラックビー®微粒Nが吸湿したことによって発生した湿潤熱を唾液で希釈できなかったためであろうと考えられます。

ラックビー®微粒Nの服用による舌の熱感 Q5

● 解説

　今回の例で、まずすべきことは、Eさんからの「粉薬を口に入れると舌が熱っぽく感じる。」という問い合わせに対して、Eさんの気のせいだと決めつけるのではなく、ラックビー®微粒Nを口に入れることで本当に発熱する可能性があるかどうかを調べることです。乳酸菌製剤のラックビー®微粒Nが発熱するなんてありえないという先入観を持ってEさんに対応し「気のせいではないかと思います。」と即答してしまうと、信頼を失うことになります。

　口に入れると舌が熱っぽく感じるという訴えですから、製剤の「味」や「におい」について添付文書を調べます。その結果、ラックビー®微粒Nの添付文書の【組成・性状】を確認すると、図5-1（p.44）には、成分・含量は「1g中　ビフィズス菌（*Bifidobacterium*の生菌）　10 mg」、添加物は「トウモロコシデンプン、乳糖」、味は「わずかに甘みあり」、においは「ほとんどない」とあります。このことから、製剤の「味」や「におい」は舌が熱っぽく感じることに影響していないことが判明しました。

　次に、これまでにも舌が熱っぽく感じるような副作用の報告があるかどうか、ラックビー®微粒Nの添付文書の【使用上の注意】の「副作用」を確認すると、図5-3（p.45）の「副作用」には、「ラックビー微粒Nの承認時の臨床試験及び再評価により報告された症例637例中、副作用報告されたものは腹部膨満感の2例（0.3％）であった。」との記載がありますが、舌が熱っぽく感じるような副作用の報告はありませんでした。添付文書に舌に熱感を感じる原因となるような記載がなかったことから、Eさんからの問い合わせのように不良品である可能性も考える必要がでてきます。メーカーに問い合わせる前に、次に、舌が熱っぽく感じる原因となるような記載があるかどうかについてインタビューフォーム全体を確認します。そうしたところ、図5-4（p.46）の【Ⅷ. 安全性（使用上の注意等）に関する項目】の「16. その他」には、「本剤を服用する際に熱感を感じることがあるが、これは製剤の乾燥度によって生じる湿潤熱であり、異常ではない。」とあり、舌が熱っぽく感じるのはEさんの気のせいではなく、製剤が不良品なわけでもないことが判明しました。

　次に、ラックビー®微粒Nの成分である「ビフィズス菌（*Bifidobacterium*の生菌）」、「トウモロコシデンプン」、「乳糖」のうち、この湿潤熱の原因となったものがどれかを確認します。そこで、トウモロコシデンプン、乳糖の添付文書（ト

ウモロコシデンプン「ホエイ」、乳糖「ホエイ」（粉末）、マイラン製薬株式会社）及びインタビューフォーム（トウモロコシデンプン「ホエイ」、乳糖「ホエイ」（粉末）、マイラン製薬株式会社）を確認したところ、「熱感」や「湿潤熱」についての記載はありませんでした。

　このことから、E さんが舌に熱を感じた原因は、製剤 1 g 中にわずか 10 mg と 1％しか含まれていないビフィズス菌（Bifidobacterium の生菌）による湿潤熱であると推察されます。

　これで、E さんからの問い合わせには対応できるのですが、薬剤師としては、今回の症例に疑問を持って、もう一歩踏み込む必要があると思います。なぜなら、乳酸菌製剤の服用で熱感を感じるということが一般的に知られていないからです。つまり、頻繁に起こる現象ではないことから、製剤の性質だけでなく、服用する患者にも特徴があるのではないかと考えられます。そこで、「既往歴」や「併用薬」を確認したところ、2 ヵ月前から重度のアレルギー性鼻炎のため、ディレグラ® 配合錠を服用していることがわかりました。ディレグラ® 配合錠は、日局フェキソフェナジン塩酸塩 30 mg 及び塩酸プソイドエフェドリン 60 mg を含む製剤です。ラックビー® 微粒 N の時と同様に、ディレグラ® 配合錠の添付文書の【使用上の注意】の「副作用」を確認すると、図 5-8（p.50）には、舌が熱っぽく感じるような副作用の報告はありませんが、「口渇 1 例（0.3％）」という記載がありました。これは、日局フェキソフェナジン塩酸塩の抗ヒスタミン作用及び塩酸プソイドエフェドリンのノルアドレナリンα受容体刺激作用によって、唾液の分泌が抑えられたことによるものと考えられます。唾液は、様々な刺激から舌の粘膜組織を保護する働きを持ち、その中の 1 つに温度の希釈作用があります。熱い食べ物を口に入れても熱傷をしないのは、十分な唾液の分泌によって温度が希釈されるためです。

　したがって、今回、E さんがラックビー® 微粒 N を口に入れると舌が熱っぽく感じたのは、ディレグラ® 配合錠の影響により唾液の分泌が抑えられ、そのことで、ラックビー® 微粒 N が吸湿したことによって発生した湿潤熱を唾液で希釈できなかったためであろうと考えられます。

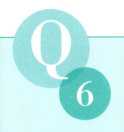

Q6 ボナロン®錠の臨床成績で、2個以上の胸腰椎の新規骨折の抑制率が90％であるのに対し、胸腰椎の新規骨折の抑制率が47％に下がるのはなぜか？

● 背景

あなたが薬剤師として勤務する保険薬局に、近隣の内科クリニックのF院長から次のような問い合わせがありました。「ボナロン®錠（アレンドロン酸ナトリウム錠、帝人ファーマ株式会社）の添付文書を読んでいると、臨床成績について、2個以上の胸腰椎の新規骨折の抑制率が90％と非常に高いのに対して、胸腰椎の新規骨折の抑制率はその約半分の47％に下がっている。なぜなのか？ その理由を知りたいが、添付文書には書かれていない。理由を教えてほしい。」というものでした。

あなたは、その場で即答することができませんでしたので、その理由を調べて、後で内科クリニックを訪問し、F院長に説明することになりました。そこで、2個以上の胸腰椎の新規骨折の抑制率と胸腰椎の新規骨折の抑制率に大きな違いがある理由について、院長に説明できるように、添付文書及びインタビューフォームを使って確認してみましょう。

● 添付文書から考える

まずは、問い合わせのきっかけとなった、内科クリニックのF院長が読んだと思われるボナロン®錠の添付文書の臨床成績に関する記載を確認する必要があります。そこで、ボナロン®錠の添付文書の【臨床成績】を確認すると、図6-1のように記されています。

図6-1には、海外における臨床成績として、「閉経後骨粗鬆症患者2,027例における3年間のプラセボ対照二重盲検比較試験において、最初の2年間は5 mg/日、3年目は10 mg/日投与した結果は下表のとおりである」とあります。表を確認すると、確かに院長が言うように、胸腰椎の新規骨折の骨折抑制率（％）は47％、2個以上の胸腰椎の新規骨折の骨折抑制率（％）は90％とありました。しかし、この臨床試験については、閉経後骨粗鬆症患者2,027例における3年

(2) 海外における臨床成績

閉経後骨粗鬆症患者 2,027 例における 3 年間のプラセボ対照二重盲検比較試験において、最初の 2 年間は 5 mg/日、3 年目は 10 mg/日を投与した結果は下表のとおりである[9]。

骨折の種類	骨折抑制率（%）
胸腰椎の新規骨折#	47%
2 個以上の胸腰椎の新規骨折#	90%
新規大腿骨近位部骨折	51%

#：X 線像による判定

図 6-1　ボナロン® 錠の臨床成績
（ボナロン® 錠、帝人ファーマ株式会社の添付文書より転載）

②海外における臨床成績（参考）

閉経後骨粗鬆症患者 2,027 例における 3 年間のプラセボ対照二重盲検比較試験において、最初の 2 年間は 5 mg/日、3 年目は 10 mg/日投与した結果は下表の通りである[6]。

骨折の種類	骨折抑制率（%）
胸腰椎の新規骨折*	47%
2 個以上の胸腰椎の新規骨折*	90%
新規大腿骨近位部骨折	51%

＊：X 線像による判定

図 6-2　ボナロン® 錠の臨床成績
（ボナロン® 錠、帝人ファーマ株式会社のインタビューフォームより転載）

間のプラセボ対照二重盲検比較試験としか記載がなく、具体的な数値の記載がありません。

そこで、この臨床成績について具体的な記載があるかどうかインタビューフォームを確認してみましょう。

● インタビューフォームから考える

インタビューフォーム全体を詳細に確認したところ、【Ⅴ．治療に関する項目】の「(2) 臨床効果」の「2) 骨折試験」に図 6-2 のように記されています。

図 6-2 の【Ⅴ．治療に関する項目】の「(2) 臨床効果」の「2) 骨折試験（参

1．引用文献

1) 太田知裕ほか：実験医学，16（11）184，1998　　　〔D-18-1998-017〕
2) The Alendronate Phase Ⅲ Osteoporosis Treatment Research Group：Shiraki, M. et al.：Osteoporos. Int., 10（3）183, 1999　〔F-18-1999-132〕
3) 岸本英彰ほか：診療と新薬，35（1）19，1998　　　〔D-18-1998-007〕
4) Kushida K. et al.：Curr. Ther. Res., 63（9）606, 2002　〔F-18-2002-091〕
5) Kushida, K. et al.：J. Bone Mener. Metab., 22（5）462, 2004　〔D-18-2004-164〕
6) Black D. M. et al.：Lancet, 348（9041）1535, 1996　〔F-18-1996-025〕
7) Cummings S. R. et al.：JAMA, 280（24）2077, 1998　〔F-18-1998-187〕

図6-3　ボナロン®錠の臨床成績の引用文献
（ボナロン®錠、帝人ファーマ株式会社のインタビューフォームより転載）

考）」には、添付文書と同じ内容が記載されていましたが、それ以上の詳細な結果についての記載はありませんでした。

ここで、記載の文章を読むと「閉経後骨粗鬆症患者2,027例における3年間のプラセボ対照二重盲検比較試験において、最初の2年間は5 mg/日、3年目は10 mg/日投与した結果は下表の通りである[6]。」とあり、末尾に引用文献の番号が記載されていました。

そこで、インタビューフォームの【Ⅺ．文献】の「1．引用文献」を確認したところ、図6-3のように記されています。

図6-3の【Ⅺ．文献】の「1．引用文献」には、「6) Black D. M. et al.：Lancet, 348（9041）1535, 1996」とあります。ここで注目すべき点は、引用文献が掲載されている雑誌名です。今回の内容は、「Lancet」に掲載されていることがわかります。「Lancet」は、「New England Journal Of Medicine」、「the Journal of the American Medical Association（JAMA）」、「British Medical Journal（BMJ）」と並んで、世界的に有名な医学雑誌です。学界への影響度の指標であるImpact Factorも30以上と非常に高く、影響力の強い雑誌であることがわかります。その雑誌に掲載されているアレンドロン酸ナトリウムの臨床成績に関する論文ですから、信頼性が高い結果であろうと推察されます。おそらく、この論文を読めば、今回の問題を解決できるものと考えられます。そこで、インターネットの検索エンジンを使って「Lancet, 348（9041）1535, 1996」を検索すると、PDFファイルで論文を無料で入手することができました。最近では、

	Women with vertebral fractures*		Relative risk (95% CI)
	Placebo	Alendronate	
Morphometric fractures			
One or more	145 (15.0%)	78 (8.0%)	0.53 (0.41-0.68)
Two or more	47 (4.9%)	5 (0.5%)	0.10 (0.05-0.22)
Clinical vertebral Fractures	50 (5.0%)	23 (2.3%)	0.45† (0.27-0.72)

*Among 965 women in placebo group, there were 240 morphometric fractures in 145 women. Among 981 women in alendronate group, there were 86 morphometric fractures in 78 women. † Relative hazard
Table2：Participants with new vertebral fractures

図 6-4　ボナロン® 錠の臨床成績の引用元のデータ
(Black D. M. et al.：Lancet, 348（9041）1535, 1996 より転載)

　論文を無料で公開する雑誌が増えていますので、一度は、検索してみると良いでしょう。論文を詳細に読んでいると、図 6-2 の結果の引用元となったデータが論文中にありました（図 6-4）。

　図 6-2 では胸腰椎の新規骨折の骨折抑制率（%）は 47%、2 個以上の胸腰椎の新規骨折の骨折抑制率（%）は 90% とありましたが、図 6-4 では胸腰椎の新規骨折と 2 個以上の胸腰椎の新規骨折の相対リスク（Rerative Risk；RR）で表示されており、胸腰椎の新規骨折の相対リスクは 0.53、つまり 53%、2 個以上の胸腰椎の新規骨折の相対リスクは 0.1、つまり 10% と記載されています。100% からこれらの相対リスクを引いた値が、胸腰椎の新規骨折の骨折抑制率（%）は 100%－53%＝47%、2 個以上の胸腰椎の新規骨折の骨折抑制率（%）は 100%－10%＝90% と図 6-2 に記載されている骨折抑制率（%）と一致することから、骨折抑制率（%）は相対リスク減少率（Relative Risk Reduction；RRR）を示していることが判明しました。

　ここで、図 6-4 を見ていると「2 個以上の胸腰椎の新規骨折の抑制率が 90% と非常に高いのに対して、胸腰椎の新規骨折の抑制率がその約半分の 47% に下がるのはなぜか？」という院長からの問い合わせへの解答がありそうです。胸腰椎の新規骨折の発現率はプラセボ群で 965 例中 145 例（15.0%）、アレンドロン酸ナトリウム群で 981 例中 78 例（8.0%）であることから、相対リスクは 8.0%/15.0%＝53%、相対リスク減少率は 100%－53%＝47% となりました。

ボナロン®錠における胸腰椎の新規骨折の抑制率 Q6

同様に、2個以上の胸腰椎の新規骨折の発現率はプラセボ群で965例中47例（4.79％）、アレンドロン酸ナトリウム群で981例中5例（0.5％）であることから、0.5％/4.79％≒10％、相対リスク減少率は100％－10％＝90％となりました。

▶解答

「引用文献」のBlack D. M. et al.：Lancet, 348（9041）1535, 1996の内容から、2個以上の胸腰椎の新規骨折の抑制率が90％と非常に高いのに対して、胸腰椎の新規骨折の抑制率がその約半分の47％に下がる理由が判明しました。
　そこで、F院長への説明内容は以下の4つです。
①骨折抑制率は相対リスク減少率を示しています。
②相対リスク及び相対リスク減少率は、プラセボ群とアレンドロン酸ナトリウム群でのイベント発現率の比で求めます。
③仮に、アレンドロン酸ナトリウムの使用で骨折が抑制できた例数が同じであった場合、イベント発現率が低い時は、イベント発現率が高い時に比べて、相対リスク減少率が大きくなります。
④胸腰椎の新規骨折に比べて、2個以上の胸腰椎の新規骨折の発現率は約3分の1であったことから、発現率の違いが今回の差に影響したものと思われます。

胸腰椎の新規骨折及び2個以上の胸腰椎の新規骨折の
抑制率の臨床成績から、費用対効果を考えてみよう。

● 背景

　その日の診療時間終了後に報告書を作成して、F院長に「2個以上の胸腰椎の新規骨折の抑制率が90％と非常に高いのに対して、胸腰椎の新規骨折の抑制率が約その半分の47％に下がる理由」についての説明を行いました。その際、F院長から「胸腰椎の新規骨折の予防及び2個以上の胸腰椎の新規骨折の予防にボナロン®錠を使用した際の費用対効果を求めてほしい。」との依頼がありました。

◆院長の疑問

　F院長としては、2個以上の胸腰椎の新規骨折の抑制率が90％と非常に高いの

に対して、胸腰椎の新規骨折の抑制率がその約半分の47％という結果であることから、ボナロン®錠は2個以上の胸腰椎の新規骨折の予防には積極的に使用すべきと思われるが、胸腰椎の新規骨折の予防に優先的に用いるべきかどうかに疑問を持ちました。胸腰椎の新規骨折にボナロン®錠を用いた場合の骨折抑制率が47％とあり、ボナロン®錠を用いた患者の半数は骨折を予防できないと考えられたからです。そのため、ボナロン®錠の費用対効果について求めてほしいとあなたに依頼しました。

そこで、図6-4（p.56）の結果を参考に費用対効果を求めてみましょう。

● 再度、引用文献から考える

費用対効果の指標の1つとして、治療必要数（Number Needed to Treat；NNT）があります。治療必要数は絶対リスク減少率（Absolute Risk Reduction；ARR）の逆数で求めることができます。そこで、まず絶対リスク減少率を求めます。

胸腰椎の新規骨折の絶対リスク減少率は、プラセボ群でのイベント発現率からアレンドロン酸ナトリウム群でのイベント発現率を引いたものになりますので、15.02％－7.95％＝7.07％となりました。また、2個以上の胸腰椎の新規骨折の絶対リスク減少率も、プラセボ群でのイベント発現率からアレンドロン酸ナトリウム群でのイベント発現率を引いたものになりますので、4.79％－0.50％＝4.29％となりました。これらの数値の逆数で治療必要数を求めると、胸腰椎の新規骨折の予防におけるアレンドロン酸ナトリウムの治療必要数は、100％/7.07％＝14.1…約14人となりました。2個以上の胸腰椎の新規骨折の予防におけるアレンドロン酸ナトリウムの治療必要数は、100％/4.29％＝23.3…約23人となりました。

ここで、治療必要数について今回の臨床研究を例に説明しましょう。治療必要数とは、アレンドロン酸ナトリウム群で最初の2年間は5 mg/日、3年目は10 mg/日投与して骨折のイベントを予防できた患者1人のために、プラセボ群で骨折のイベントを発現した患者のうち何人にアレンドロン酸ナトリウムの投与が必要かを示したものです。胸腰椎の新規骨折の予防におけるアレンドロン酸ナトリウムの治療必要数が14人と求められたことから、14人の患者にアレンドロン酸ナトリウム群で最初の2年間は5 mg/日、3年目は10 mg/日投与して3年間経

Q6 ボナロン®錠における胸腰椎の新規骨折の抑制率

過観察すると、そのうちの1人の骨折を予防できることになります。同様に、2個以上の胸腰椎の新規骨折の予防におけるアレンドロン酸ナトリウムの治療必要数が23人と求められたことから、23人の患者にアレンドロン酸ナトリウム群で最初の2年間は5 mg/日、3年目は10 mg/日投与して3年間経過観察すると、そのうちの1人の骨折を予防できることになります。

　胸腰椎の新規骨折の予防を考えると、13人の患者にアレンドロン酸ナトリウムを最初の2年間は5 mg/日、3年目は10 mg/日投与しても胸腰椎の新規骨折を予防できないことを意味します。同様に、2個以上の胸腰椎の新規骨折の予防を考えると、22人の患者にアレンドロン酸ナトリウムを最初の2年間は5 mg/日、3年目は10 mg/日投与しても2個以上の胸腰椎の新規骨折を予防できないことを意味します。

　つまり、このことから、胸腰椎の新規骨折の予防においては、14人中13人の患者に投与したアレンドロン酸ナトリウムは無駄となり、2個以上の胸腰椎の新規骨折の予防においては、23人中22人の患者に投与したアレンドロン酸ナトリウムは無駄となります。

　そこで、かかった全体の費用のうち、アレンドロン酸ナトリウムを投与して効果があった患者の費用を求めてみましょう。

　引用文献は1996年に出版されていますが、この臨床成績を参考に、現在の薬価で費用対効果を求めることにします。

　この臨床研究は3年間のプラセボ対照二重盲検比較試験であり、ボナロン®錠は、図6-1（p.54）の記載で最初の2年間は5 mg/日、3年目は10 mg/日投与とあることから、最初の2年間は5 mg錠1錠、3年目は5 mg錠2錠を使用したことになります。ボナロン®錠5 mgの1錠の薬価は91.6円です。最初の2年間は1日91.6円、3年目は1日183.2円となりました。この薬価の値を参考にして、胸腰椎の新規骨折の予防にかかった14人分の費用を考えると、(91.6円×365日×2年＋183.2円×365日)×14人＝1,872,304円となりました。このうち、無駄にならなかったのは1人分ですので、(91.6円×365日×2年＋183.2円×365日)×1人＝133,736円となりました。そうすると、無駄になってしまった費用は1,872,304円－133,736円＝1,738,568円で、3年間で約170万円の費用が無駄になることが判明しました。

　同様に、2個以上の胸腰椎の新規骨折の予防にかかった23人分の費用を考え

ると、(91.6円×365日×2年＋183.2円×365日)×23人＝3,075,928円となりました。このうち、無駄にならなかったのは1人分ですので、(91.6円×365日×2年＋183.2円×365日)×1人＝133,736円となりました。そうすると、無駄になってしまった費用は3,075,928円－133,736円＝2,942,192円で、3年間で約290万円の費用が無駄になることが判明しました。

▶解答

　費用対効果の指標の1つとして、治療必要数（Number Needed to Treat；NNT）があります。治療必要数について今回の臨床研究を例に改めて説明すると、アレンドロン酸ナトリウム群で最初の2年間は5 mg/日、3年目は10 mg/日投与して骨折のイベントを予防できた患者1人のために、プラセボ群で3年間経過観察すると骨折のイベントを発現した患者のうち何人にアレンドロン酸ナトリウムの投与が必要かを示しています。

　治療必要数は絶対リスク減少率（Absolute Risk Reduction；ARR）の逆数で求めることができます。

　胸腰椎の新規骨折の絶対リスク減少率は、プラセボ群でのイベント発現率からアレンドロン酸ナトリウム群でのイベント発現率を引いたものになりますので、15.02％－7.95％＝7.07％となりました。また、2個以上の胸腰椎の新規骨折の絶対リスク減少率も、プラセボ群でのイベント発現率からアレンドロン酸ナトリウム群でのイベント発現率を引いたものになりますので、4.79％－0.50％＝4.29％となりました。これらの数値の逆数で治療必要数を求めると、胸腰椎の新規骨折の予防におけるアレンドロン酸ナトリウムの治療必要数は、100％/7.07％＝14.1…約14人となりました。2個以上の胸腰椎の新規骨折の予防におけるアレンドロン酸ナトリウムの治療必要数は、100％/4.29％＝23.3…約23人となりました。

　ボナロン®錠5 mgの1錠の薬価は91.6円です。最初の2年間は1日91.6円、3年目は1日183.2円となりました。この薬価の値を参考にして、胸腰椎の新規骨折の予防にかかった14人分の費用を考えると、(91.6円×365日×2年＋183.2円×365日)×14人＝1,872,304円となりました。このうち、無駄にならなかったのは1人分ですので、(91.6円×365日×2年＋183.2円×365日)×1人＝133,736円となりました。そうすると、無駄になってしまった費用

ボナロン®錠における胸腰椎の新規骨折の抑制率　Q6

は 1,872,304 円－133,736 円＝1,738,568 円で、3 年間で約 170 万円の費用が無駄になることが判明しました。同様に、2 個以上の胸腰椎の新規骨折の予防にかかった 23 人分の費用を考えると、(91.6 円×365 日×2 年＋183.2 円×365 日)×23 人＝3,075,928 円となりました。このうち、無駄にならなかったのは 1 人分ですので、(91.6 円×365 日×2 年＋183.2 円×365 日)×1 人＝133,736 円となりました。そうすると、無駄になってしまった費用は 3,075,928 円－133,736 円＝2,942,192 円で、3 年間で約 290 万円の費用が無駄になることが判明しました。

● 解説

　近年、超高齢化による医療費の伸びは著しく、本邦の一般会計における医療、年金、介護等の社会保障関係費は 50％を超えています。医療費の中で特に薬剤費の伸びが顕著になっています。そのため、薬剤師も薬学的な判断に基づく薬物治療だけでなく、費用対効果のような経済学的な判断に基づく薬物治療の適正な推進と保険医療制度の運用への参画が求められるようになっています。

　薬学教育モデル・コアカリキュラム（平成 25 年度改訂版）においても、「B　薬学と社会」の「(3) 社会保障制度と医療経済」において、「医療保険制度」、「薬価基準制度」、「調剤報酬・診療報酬・介護報酬」、「国民医療費の動向」、「薬物療法の経済評価手法」、「医療費の適正化に薬局が果たす役割」などについて学習するように明記されています。そこで、今回のように、病態に対する薬物治療が適正かどうかだけでなく、費用対効果を考慮した場合に、適正かどうかを判断する機会が増えていくことも十分に考えられます。

　今回のボナロン®錠のように、添付文書あるいはインタビューフォームに、臨床成績について前向き研究における相対リスク減少率が記載されている医薬品も少なくありません。私が調べた限りにおいては、プラセボ群及び被験薬群の対象者数及びイベント発現者数が 2×2 の分割表で示され、相対リスク減少率が記載されている医薬品が多いように思いますが、今回のようにプラセボ群及び被験薬であるアレンドロン酸ナトリウム群の対象者数及びイベント発現者数が 2×2 の分割表で示されておらず、相対リスク減少率のみが記載されている場合は、引用文献からデータを探す必要があります。前向き研究における相対リスク、相対リスク減少率、絶対リスク減少率、治療必要数は薬学教育モデル・コアカリキュラ

ムでも学習項目として明記されていますし、薬剤師国家試験においても、4年生課程の時代から出題されています。ただ、それを実臨床で活用する方法がわからない方が多いのかもしれません。今回のケースが活用例の1つになると思います。

　まず、きっかけとなったのは、近隣の内科クリニックの院長から「ボナロン®錠の添付文書を読んでいると、臨床成績について、2個以上の胸腰椎の新規骨折の抑制率が90％と非常に高いのに対して、胸腰椎の新規骨折の抑制率が約その半分の47％に下がるのはなぜか？　その理由を知りたいが、添付文書には書かれていない。その理由を教えてほしい。」という問い合わせを受けたことでした。

　図6-1（p.54）の添付文書の【臨床成績】にある「閉経後骨粗鬆症患者2,027例における3年間のプラセボ対照二重盲検比較試験において、最初の2年間は5 mg/日、3年目は10 mg/日投与した結果は下表のとおりである。」との文章から、プラセボ群と被験薬群の前向きの並行群間試験であることがわかります。また、「骨折抑制率（％）」とイベント抑制率で評価をしていることから、「イベント発現あり・イベント発現なし」の2値データとなることがわかります。つまり、プラセボ群と被験薬群の2群におけるイベント発現あり・イベント発現なしの2値データの組み合わせであることから、2×2の分割表の作成が可能で、相対リスク、相対リスク減少率、絶対リスク減少率、治療必要数を求めることが可能であることがわかります。この時、図6-1で示している「骨折抑制率（％）」は、相対リスク減少率あるいは絶対リスク減少率のいずれかになります。この「骨折抑制率（％）」が相対リスク減少率なのか、絶対リスク減少率なのかは、値を見ればわかります。ポイントは、2個以上の胸腰椎の新規骨折の骨折抑制率（％）が90％となっている点です。絶対リスク減少率は、プラセボ群でのイベント発現率と被験薬群でのイベント発現率との差であることから、90％ということは、プラセボ群でのイベント発現率が100％に近い値になっていなければならないことになります。もし、これが正しいとすると、閉経後骨粗鬆症患者は3年間の経過観察の間に、必ず2個以上の胸腰椎の新規骨折を起こすことになり、常識的に考えて正しくないことがわかります。今回のように非常に高い値の場合は、絶対リスク減少率ではなく、相対リスク減少率であると考えられます。そこで、院長からの問い合わせに対応するために、引用文献の内容から2×2の分割表の値を探すことにします。図6-4（p.56）のボナロン®錠の臨床成績の引用元のデータを見ると、胸腰椎の新規骨折の発現率は、プラセボ群で965例中145例（15.0％）、

Q6 ボナロン®錠における胸腰椎の新規骨折の抑制率

でした。2個以上の胸腰椎の新規骨折の発現率は、プラセボ群で981例中47例（4.8%）でした。例えば、アレンドロン酸ナトリウムの使用によって、10例のイベント発現が抑制できたとした場合、胸腰椎の新規骨折の発現率はプラセボ群で965例中145例（15.02%）、アレンドロン酸ナトリウム群で965例中135例（13.99%）となり、相対リスクは13.99%/15.02%＝93.14%、相対リスク減少率は100%－93.14%＝6.86%となります。同じ条件で、2個以上の胸腰椎の新規骨折についても計算してみると、2個以上の胸腰椎の新規骨折の発現率はプラセボ群で965例中47例（4.79%）、アレンドロン酸ナトリウム群で965例中37例（3.83%）となり、相対リスクは3.83%/4.79%＝79.96%、相対リスク減少率は100%－99.33%＝20.04%となります。胸腰椎の新規骨折、2個以上の胸腰椎の新規骨折について、アレンドロン酸ナトリウムの使用で10例のイベント発現が抑制できた場合、胸腰椎の新規骨折の相対リスク減少率は6.86%、2個以上の胸腰椎の新規骨折の相対リスク減少率は20.04%と10%以上の差が生じました。この考えを理解した上で、再度、図6-4（p.56）の結果を見てみましょう。胸腰椎の新規骨折の発現率はプラセボ群で965例中145例（15.0%）、アレンドロン酸ナトリウム群で981例中78例（8.0%）であることから、相対リスクは8.0%/15.0%＝53%、相対リスク減少率は100%－53%＝47%となりました。同様に、2個以上の胸腰椎の新規骨折の発現率はプラセボ群で965例中47例（4.79%）、アレンドロン酸ナトリウム群で981例中5例（0.5%）であることから、0.5%/4.79%≒10%、相対リスク減少率は100%－10%＝90%となりました。

そこで、前述したようにF院長への説明内容は以下の4つになります。

①骨折抑制率は相対リスク減少率を示しています。
②相対リスク及び相対リスク減少率は、プラセボ群とアレンドロン酸ナトリウム群でのイベント発現率の比で求めます。
③仮に、アレンドロン酸ナトリウムの使用で骨折が抑制できた例数が同じであった場合、イベント発現率が低い時は、イベント発現率が高い時に比べて、相対リスク減少率が大きくなります。
④胸腰椎の新規骨折に比べて、2個以上の胸腰椎の新規骨折の発現率は約3分の1であったことから、発現率の違いが今回の差に影響したものと思われます。

次に、F院長からの「胸腰椎の新規骨折の予防及び2個以上の胸腰椎の新規骨

折の予防にボナロン®錠を使用した際の費用対効果を求めてほしい。」との依頼に対応してみましょう。

　胸腰椎の新規骨折の予防におけるアレンドロン酸ナトリウムの治療必要数が14人と求められたことから、14人の患者にアレンドロン酸ナトリウム群で最初の2年間は5 mg/日、3年目は10 mg/日投与して3年間経過観察すると、そのうちの1人の骨折を予防できることになります。同様に、2個以上の胸腰椎の新規骨折の予防におけるアレンドロン酸ナトリウムの治療必要数が23人と求められたことから、23人の患者にアレンドロン酸ナトリウム群で最初の2年間は5 mg/日、3年目は10 mg/日投与して3年間経過観察すると、そのうちの1人の骨折を予防できることになります。

　胸腰椎の新規骨折の予防を考えると、13人の患者にアレンドロン酸ナトリウムを最初の2年間は5 mg/日、3年目は10 mg/日投与しても胸腰椎の新規骨折を予防できないことを意味します。同様に、2個以上の胸腰椎の新規骨折の予防を考えると、22人の患者にアレンドロン酸ナトリウムを最初の2年間は5 mg/日、3年目は10 mg/日投与しても2個以上の胸腰椎の新規骨折を予防できないことを意味します。

　つまり、このことから、胸腰椎の新規骨折の予防においては、14人中13人の患者に投与したアレンドロン酸ナトリウムは無駄となり、2個以上の胸腰椎の新規骨折の予防においては、23人中22人の患者に投与したアレンドロン酸ナトリウムは無駄となります。

　そこで、かかった全体の費用のうち、アレンドロン酸ナトリウムを投与して効果があった患者の費用を求めてみましょう。

　引用文献は1996年に出版されていますが、この臨床成績を参考に、現在の薬価で費用対効果を求めることにします。この臨床研究は3年間のプラセボ対照二重盲検比較試験であり、ボナロン®錠は、図6-1（p.54）の記載で最初の2年間は5 mg/日、3年目は10 mg/日投与とあることから、最初の2年間は5 mg錠1錠、3年目は5 mg錠2錠を使用したことになります。ボナロン®錠5 mgの1錠の薬価は91.6円です。最初の2年間は1日91.6円、3年目は1日183.2円となりました。この薬価の値を参考にして、胸腰椎の新規骨折の予防にかかった14人分の費用を考えると、（91.6円×365日×2年＋183.2円×365日）×14人＝1,872,304円となりました。このうち、無駄にならなかったのは1人分

ですので、(91.6円×365日×2年＋183.2×365日)×1人＝133,736円となりました。そうすると、無駄になってしまった費用は1,872,304円－133,736円＝1,738,568円で、3年間で約170万円の費用が無駄になることが判明しました。

　同様に、2個以上の胸腰椎の新規骨折の予防にかかった23人分の費用を考えると、(91.6円×365日×2年＋183.2円×365日)×23人＝3,075,928円となりました。このうち、無駄にならなかったのは1人分ですので、(91.6円×365日×2年＋183.2円×365日)×1人＝133,736円となりました。そうすると、無駄になってしまった費用は3,075,928円－133,736円＝2,942,192円で、3年間で約290万円の費用が無駄になることが判明しました。

　胸腰椎の新規骨折の予防にかかる無駄な費用が3年間で約170万円、2個以上の胸腰椎の新規骨折の予防かかる無駄な費用が3年間で約290万円ですが、この費用をどのように解釈するかが重要になります。閉経後骨粗鬆症患者であれば誰でも使用する意味があるとか、逆に、閉経後骨粗鬆症患者の胸腰椎の新規骨折の予防あるいは2個以上の胸腰椎の新規骨折の予防には意味がないと判断するのではなく、患者個々において、その検査データ等から胸腰椎の新規骨折あるいは2個以上の胸腰椎の新規骨折のリスクを適切に評価し、アレンドロン酸ナトリウムの処方の是非を判断する必要があると思われます。

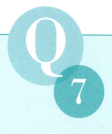

熱性けいれんの再発予防を目的にダイアップ®坐剤とアンヒバ®坐剤が処方された。注意すべき点は何か？

● 背景

　Gさん（5歳）は、幼稚園の冬休みを利用して家族旅行中でしたが、昨日の夕方から鼻水と咳の症状が出はじめました。今朝になってGさんが体調不良を訴えたため、ホテルで体温計を借りて測ったところ熱が37.5℃（Gさんの平熱：36.5℃）になっていました。そこで、ホテルの紹介で母親と共に近隣の内科クリニックを受診することになりました。内科の医師による診察で、鼻水と咳の症状は非常に軽く、日常生活に支障がない程度であると診断されました。しかし、問診の過程で、約半年前にGさんに「熱性けいれん」の既往があり、母親も「熱性けいれん」の再発を心配していることが判明しました。そこで、小児科の医師は、熱性けいれんの再発予防を目的として、小児用抗けいれん剤のジアゼパム坐剤（ダイアップ®坐剤、高田製薬株式会社）と小児用解熱鎮痛剤のアセトアミノフェン坐剤（アンヒバ®坐剤小児用、マイランEPD合同会社）を処方しました。Gさんと母親は処方せんを持って、あなたが薬剤師として勤務する内科クリニック前の保険薬局に来局しました。

　あなたが処方せんを確認したところ、ダイアップ®坐剤とアンヒバ®坐剤小児用の2つの坐薬が処方されていました。あなたは、アンヒバ®坐剤小児用については十分な知識を持っていましたが、ダイアップ®坐剤についての具体的な使用方法やアンヒバ®坐剤小児用併用時の注意点などに関して患者に十分に説明するほどの知識がありません。そこで、添付文書及びインタビューフォームを使って確認してみましょう。

● 添付文書から考える

　まず、ダイアップ®坐剤の添付文書の【用法・用量】を確認すると、図7-1のように記されています。

　図7-1には、「**通常、小児にジアゼパムとして1回0.4～0.5 mg/kgを1日**

Q7 ダイアップ®坐剤とアンヒバ®坐剤の併用時の注意点

> 通常、小児にジアゼパムとして1回0.4〜0.5 mg/kgを1日1〜2回、直腸内に挿入する。なお、症状に応じて適宜増減するが、1日1 mg/kgを超えないようにする。

図7-1 ダイアップ®坐剤の用法・用量
(ダイアップ®坐剤、高田製薬株式会社の添付文書より転載)

> (1) 本剤は小児用の製剤である。
> (2) 眠気、注意力・集中力・反射運動能力等の低下が起こることがあるので、投与後の患者の状態に十分注意すること。
> (3) 熱性けいれんに用いる場合には、発熱時の間歇投与とし、37.5℃の発熱を目安に、すみやかに直腸内に挿入する。

図7-2 ダイアップ®坐剤の重要な基本的注意
(ダイアップ®坐剤、高田製薬株式会社の添付文書より転載)

1〜2回、直腸内に挿入する。なお、症状に応じて適宜増減するが、1日1 mg/kgを超えないようにする。」とあります。しかし、これでは投与開始や2回目の使用のタイミングを含めた投与間隔がわかりません。そこで、ダイアップ®坐剤の添付文書の【使用上の注意】の「2．重要な基本的注意」を確認すると、図7-2のように記されています。

「2．重要な基本的注意」には、図7-2の(3)のように「**熱性けいれんに用いる場合には、発熱時の間歇投与とし、37.5℃の発熱を目安に、すみやかに直腸内に挿入する。**」との記載がありました。Gさんは既に37.5℃の発熱がありますので、速やかに投与すべき状況にあることが判明しました。しかし、投与間隔については「間歇投与」と記載されています。間歇投与とは「一定の時間の間隔をあけて投与すること」を意味しており、投与間隔についての具体的な記載はありませんでした。さらに、ダイアップ®坐剤の添付文書全体を読んでも用法に関する具体的な使用方法の記載はありませんでした。これでは、十分な服薬指導をすることができません。

次に、ダイアップ®坐剤とアンヒバ®坐剤小児用の併用による相互作用の可能性について、ダイアップ®坐剤の添付文書の【使用上の注意】の「2．重要な基本的注意」、「3．相互作用」、「6．小児等への投与」、「8．適用上の注意」、「9．そ

の他の注意」を確認しても、具体的な記載はありませんでした。今度は、ダイアップ®坐剤とアンヒバ®坐剤小児用の併用による相互作用の可能性について、アンヒバ®坐剤小児用の添付文書の【使用上の注意】の「2．重要な基本的注意」、「3．相互作用」、「7．小児等への投与」、「9．適用上の注意」、「10．その他の注意」を確認してみましたが、具体的な記載はありませんでした。

そこで、ダイアップ®坐剤の具体的な使用方法とダイアップ®坐剤とアンヒバ®坐剤小児用の併用による相互作用の可能性が記載されているかどうかについてインタビューフォームを確認してみましょう。

● インタビューフォームから考える

ダイアップ®坐剤の具体的な使用方法を調べる目的で、ダイアップ®坐剤のインタビューフォーム全体を詳細に確認したところ、【Ⅵ．薬効薬理に関する項目】の「2．薬理作用」の「(3) 作用発現時間・持続時間」に図 7-3 のように記されています。

図 7-3 の【Ⅵ．薬効薬理に関する項目】の「2．薬理作用」の「(3) 作用発現時間・持続時間」には、「1 回量 0.5 mg/kg のダイアップ坐剤を投与すると、ジアゼパムは速やかに吸収され、投与後 15 分～30 分で熱性けいれんの再発予防が可能な有効濃度域（＞150 ng/mL）に達し、8 時間後に再投与すると、初回投与後 24 時間以上有効濃度域を維持する。」とあり、ダイアップ坐剤の初回投与から 8 時間後に、2 回目の投与を行うことで、熱性けいれんの再発予防が可能な有効濃度域を維持することができると判明しました。また、【Ⅶ．薬物動態に関する項目】の「(3) 臨床試験で確認された血中濃度」には「小児における 8 時間毎 2 回投与時（各 0.5 mg/kg）の平均血漿中濃度推移」が、図 7-4 のように記されています。

では、どのような状況でも、2 回目の投与を行うべきなのでしょうか？

---

1 回量 0.5 mg/kg のダイアップ坐剤を投与すると、ジアゼパムは速やかに吸収され、投与後 15 分～30 分で熱性けいれんの再発予防が可能な有効濃度域（＞150 ng/mL）に達し、8 時間後に再投与すると、初回投与後 24 時間以上有効濃度域を維持する。[12]

図 7-3　ダイアップ®坐剤の作用発現時間・持続時間に関する項目
（ダイアップ®坐剤、高田製薬株式会社のインタビューフォームより転載）

Q7 ダイアップ®坐剤とアンヒバ®坐剤の併用時の注意点

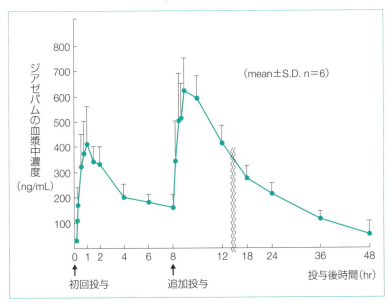

図 7-4　ダイアップ®坐剤の小児における 8 時間毎 2 回投与時（各 0.5 mg/kg）の平均血漿中濃度推移
（ダイアップ®坐剤、高田製薬株式会社のインタビューフォームより転載）

　そこで、ダイアップ®坐剤のインタビューフォーム全体を詳細に確認してみましたが、具体的な記載はありませんでした。
　そこで、ダイアップ®坐剤の 2 回目の投与の基準について記載があるかどうか「熱性けいれんの診療ガイドライン 2015（日本小児神経学会監修）」を確認してみましょう。

熱性けいれんの診療ガイドライン 2015 から考える

　ダイアップ®坐剤の 2 回目の投与の基準を調べる目的で、熱性けいれんの診療ガイドライン 2015 全体を詳細に確認したところ、【CQ4-2 発熱時のジアゼパムの投与量、投与方法、投与対象期間および使用上の注意事項は何か】に図 7-5 のように記されています。
　図 7-5 の【CQ4-2 発熱時のジアゼパムの投与量、投与方法、投与対象期間および使用上の注意事項は何か】には、「37.5℃の発熱を目安として、1 回 0.4～0.5 mg/kg（最大 10 mg）を挿肛し、発熱が持続していれば 8 時間後に同量を

> 37.5℃の発熱を目安として、1回 0.4～0.5 mg/kg（最大 10 mg）を挿肛し、発熱が持続していれば 8 時間後に同量を追加する。

図 7-5　ダイアップ®坐剤の 2 回目の投与の基準
（熱性けいれんの診療ガイドライン 2015、日本小児神経学会より転載）

> 解熱薬と併用時の注意
> 解熱薬（坐薬）とジアゼパム坐薬を併用する場合にはジアゼパム坐薬挿入から 30 分以上あけて解熱薬（坐薬）を挿入する。同時に挿入すると両薬の基剤の違いが影響し、ジアゼパムの直腸粘膜での吸収が低下する。経口解熱薬ではこの限りではない。

図 7-6　ダイアップ®坐剤の用法及び用量に関連する使用上の注意とその理由に関する項目
（ダイアップ®坐剤、高田製薬株式会社のインタビューフォームより転載）

追加する。」とあり、2 回目の使用については、初回投与後 8 時間経過後もなお発熱が持続する時であって、熱が 37.5℃未満に下がった場合は 2 回目の使用は不要であることが判明しました。このことから、ダイアップ®坐剤は、解熱鎮痛剤の坐剤とは使用方法が異なることがわかりました。

　次に、もう 1 つの疑問であるダイアップ®坐剤とアンヒバ®坐剤小児用の併用による相互作用の可能性を調べる目的で、インタビューフォームを確認してみましょう。

● インタビューフォームから考える

　ダイアップ®坐剤のインタビューフォーム全体を詳細に確認したところ、【Ⅷ. 安全性（使用上の注意等）に関する項目】の「4. 用法及び用量に関連する使用上の注意とその理由」に図 7-6 のように記されています。

　図 7-6 の【Ⅷ. 安全性（使用上の注意等）に関する項目】の「4. 用法及び用量に関連する使用上の注意とその理由」には、「解熱薬（坐薬）とジアゼパム坐薬を併用する場合にはジアゼパム坐薬挿入から 30 分以上あけて解熱薬（坐薬）を挿入する。同時に挿入すると両薬の基剤の違いが影響し、ジアゼパムの直腸粘膜での吸収が低下する。経口解熱薬ではこの限りではない。」とあり、ダイアップ®

Q7 ダイアップ®坐剤とアンヒバ®坐剤の併用時の注意点

坐剤とアンヒバ®坐剤小児用の併用による相互作用の可能性があることがわかりました。

また、そのために、併用する場合はアンヒバ®坐剤小児用を経口剤のカロナール®細粒あるいはカロナール®シロップ2%に変更するか、ダイアップ®坐剤を投与してからアンヒバ®坐剤小児用を投与するまで少なくとも30分以上間隔をあける必要があることがわかりました。

▶解答

インタビューフォーム及び熱性けいれんの診療ガイドライン2015の記載内容から、ダイアップ®坐剤についての具体的な使用方法やアンヒバ®坐剤小児用併用時の注意点がわかりました。そこで、Eさんと母親への説明内容は以下の4つです。

①既に37.5℃の発熱がありますので、速やかにダイアップ®坐剤を使用してください。

②8時間経過後も発熱が続く時は、ダイアップ®坐剤の2回目を使用してください。

③8時間経過後に熱が37.5℃未満に下がった場合はダイアップ®坐剤の使用は不要です。

④アンヒバ®坐剤小児用は、ダイアップ®坐剤使用後30分以上してから使用してください。

> ダイアップ®坐剤とアンヒバ®坐剤小児用を併用すると、
> なぜ、ダイアップ®坐剤の薬効成分「ジアゼパム」の
> 初期の吸収が阻害される可能性があるのだろう？

● 背景

その日の終業時に薬局長に経過を報告したところ、「ダイアップ®坐剤とアンヒバ®坐剤小児用の併用時の注意点は非常に有名な話で、小児科に対応する薬剤師は必ず知っておくべき内容です。」との説明がありました。さらに、薬局長から、「ダイアップ®坐剤とアンヒバ®坐剤小児用を併用すると、ダイアップ®坐剤の薬効成分であるジアゼパムの初期の吸収が阻害される可能性があるという根拠につ

いて、添付文書にも、インタビューフォームにも直接的な記載はありません。しかし、薬学部で学習した知識を総動員してインタビューフォームを読むと、その根拠ついて見当がつくはずです。せっかくの機会ですから、週末の薬局内の勉強会で報告してください。」との指示がありました。また、「薬学部で多くの時間を費やした化学の授業が、現場の薬剤師業務に役に立つことを実感できると思いますよ。ダイアップ®坐剤とアンヒバ®坐剤小児用を併用すると、アンヒバ®坐剤小児用の薬効成分であるアセトアミノフェンの吸収には影響がなく、ダイアップ®坐剤の薬効成分であるジアゼパムの初期の吸収だけが阻害される可能性がある点がポイントです。」との助言がありました。

◆薬剤師の疑問

ダイアップ®坐剤のインタビューフォームの【Ⅷ．安全性（使用上の注意等）に関する項目】の「4．用法及び用量に関連する使用上の注意とその理由」には、「解熱薬（坐薬）とジアゼパム坐薬を併用する場合にはジアゼパム坐薬挿入から30分以上あけて解熱薬（坐薬）を挿入する。同時に挿入すると両薬の基剤の違いが影響し、ジアゼパムの直腸粘膜での吸収が低下する。経口解熱薬ではこの限りではない。」とあることから、ダイアップ®坐剤とアンヒバ®坐剤小児用を併用すると、アンヒバ®坐剤小児用の薬効成分であるアセトアミノフェンの吸収には影響がなく、ダイアップ®坐剤の薬効成分であるジアゼパムの初期の吸収だけが影響を受ける可能性があることを示しています。もしかすると、製剤の添加剤や薬効成分の化学的な性質が関係しているかもしれません。そこで、ダイアップ®坐剤とアンヒバ®坐剤小児用のインタビューフォームを確認してみましょう。

再度、インタビューフォームから考える

ダイアップ®坐剤の薬効成分であるジアゼパムの性状について、インタビューフォームの【Ⅲ．有効成分に関する項目】の「1．物理化学的性質」の「(2) 溶解性」と「(6) 分配係数」を確認すると、図7-7のように記されています。

図7-7には、溶解性は「**アセトンに溶けやすく、無水酢酸又はエタノール（95）にやや溶けやすく、ジエチルエーテルにやや溶けにくく、エタノール（99.5）に溶けにくく、水にほとんど溶けない。**」とあります。また、分配係数は「1-octanol/pH7.2リン酸緩衝液：382」とあります。分配係数とは（有機溶媒相の濃度）/（水相の濃度）で求めることができ、値が大きいほど脂溶性が高いことを示し

Q7 ダイアップ®坐剤とアンヒバ®坐剤の併用時の注意点

> **(2) 溶解性**
> アセトンに溶けやすく、無水酢酸又はエタノール（95）にやや溶けやすく、ジエチルエーテルにやや溶けにくく、エタノール（99.5）に溶けにくく、水にほとんど溶けない。[1]
>
> > **(6) 分配係数**
> > 1-octanol/pH7.2 リン酸緩衝液：382 [2]

図 7-7　ダイアップ®坐剤の溶解性と分配係数
（ダイアップ®坐剤、高田製薬株式会社のインタビューフォームより転載）

ます。ダイアップ®坐剤のインタビューフォームでは、1-octanolを有機溶媒相、pH7.2 リン酸緩衝液を水相とした場合のジアゼパムの濃度で分配係数を求めています。その結果、382と非常に大きな値となりました。これらのことから、ジアゼパムは水溶性ではなく、脂溶性であることが判明しました。

　脂溶性であるジアゼパムの吸収にアンヒバ®坐剤小児用が影響を及ぼす可能性があるのかどうか、アンヒバ®坐剤小児用のインタビューフォームを確認してみることにします。

　アンヒバ®坐剤小児用の薬効成分であるアセトアミノフェンの性状については、あまりにも基本的な項目ですが、念のため、インタビューフォームの【Ⅲ. 有効成分に関する項目】の「1. 物理化学的性質」の「(2) 溶解性」を確認すると、図 7-8 のように記されています。

　図 7-8 には、「**メタノール又はエタノール（95）に溶けやすく、水にやや溶けにくく、ジエチルエーテルに極めて溶けにくい。水酸化ナトリウム試液に溶ける。**」という記載がありました。水酸化ナトリウム試液に溶けるということから、みなさんがご存じのように、アセトアミノフェンは水溶性の弱酸性薬物であることがわかります。

　一般に、水溶性薬物に比べて、脂溶性薬物の方が吸収されやすいことが知られていますので、脂溶性のジアゼパムの吸収に対して、水溶性のアセトアミノフェンが影響するとは考えにくいということがわかります。そこで、アンヒバ®坐剤小児用の製剤に用いられているアセトアミノフェン以外の成分について確認してみることにします。

　アンヒバ®坐剤小児用のインタビューフォームの【Ⅳ. 製剤に関する項目】の

(2) 溶解性

メタノール又はエタノール（95）に溶けやすく、水にやや溶けにくく、ジエチルエーテルに極めて溶けにくい。
水酸化ナトリウム試液に溶ける。

図 7-8　アンヒバ® 坐剤小児用の溶解性
（アンヒバ® 坐剤小児用、マイラン EPD 合同会社のインタビューフォームより転載）

販　売　名	アンヒバ坐剤小児用 50 mg	アンヒバ坐剤小児用 100 mg	アンヒバ坐剤小児用 200 mg
剤形の区分	坐　　剤		
有効成分の名称・含量	1 個中アセトアミノフェン 50 mg	1 個中アセトアミノフェン 100 mg	1 個中アセトアミノフェン 200 mg
添　加　物	ハードファット		
色・剤形	白色紡すい形の肛門坐剤		
平 均 重 量	約 1.0 g	約 1.0 g	約 1.3 g
外　　形（実物大）			

図 7-9　アンヒバ® 坐剤小児用の剤形の区別、規格及び性状
（アンヒバ® 坐剤小児用、マイラン EPD 合同会社のインタビューフォームより転載）

「1．剤形」の「(2) 剤形の区別、規格及び性状」を確認すると、図 7-9 のように記されています。

　図 7-9 では、添加物としてハードファットが用いられていることが判明しました。ハードファットとは、C_{12}～C_{18} までの飽和脂肪酸のモノ、ジ、トリグリセリドの混合物で、明らかに脂溶性を示す物質です。図 7-9 を見ると、アンヒバ® 坐剤小児用に含まれるアセトアミノフェン量は 50 mg～200 mg であることから、平均重量約 1.0 g の製剤のほとんどがハードファットであることがわかります。つまり、間隔をあけずにダイアップ® 坐剤とアンヒバ® 坐剤小児用を併用してしまうと、直腸内でアンヒバ® 坐剤小児用のほとんどを占める脂溶性のハードファットにダイアップ® 坐剤の薬効成分である脂溶性のジアゼパムが溶解してしまい、直腸静脈叢からのジアゼパムの吸収が遅くなると考えられることがわかりました。

Q7 ダイアップ®坐剤とアンヒバ®坐剤の併用時の注意点

▶解答

　ダイアップ®坐剤の特徴は、薬効成分のジアゼパムが脂溶性であり、基剤として水溶性のマクロゴールを使用することで、直腸内投与後に基剤に溶解することなく、図7-3（p.68）にあるように、速やかに吸収され、投与後15分〜30分で熱性けいれんの再発予防が可能な有効濃度域（>150 ng/mL）に達することです。しかし、十分な間隔をあけることなくダイアップ®坐剤とアンヒバ®坐剤小児用を併用してしまうと、直腸内でアンヒバ®坐剤小児用のほとんどを占める脂溶性のハードファットにダイアップ®坐剤の薬効成分である脂溶性のジアゼパムが溶解してしまい、直腸静脈叢からのジアゼパムの吸収が遅くなることが考えられることがわかりました。そのため、図7-6（p.70）にあるように、ジアゼパム坐剤に解熱薬を併用するときは、解熱薬を経口剤にするか、坐剤を用いる場合にはジアゼパム坐剤投与後少なくとも30分以上間隔をあけることが望ましいということがわかりました。図7-4（p.69）のグラフを見ると、初回投与時の血中濃度のピークは、投与後約1時間のところにあります。このことから、可能であれば、ダイアップ®坐剤投与後1時間程度の間隔をあけてアンヒバ®坐剤小児用を使用することが望ましいと考えられます。

●解説

　今回の例で、まず考えるべきことは、ダイアップ®坐剤とアンヒバ®坐剤小児用それぞれの使用方法が同じかどうかです。坐剤という同じ剤形の場合、投薬時に十分に説明していたとしても、帰ってから使用する際に、それぞれの使用方法を逆に覚えていたり、説明書を読んでも混乱したりする可能性があります。

　アンヒバ®坐剤小児用は投与間隔を4〜6時間以上あけると、再度使用できますが、ダイアップ®坐剤の使用方法は薬物動態に基づいた非常に特殊な投与方法になっており、熱性けいれんの再発予防を目的とした場合、37.5℃を目安に初回投与し、初回投与後8時間を経過しても、37.5℃未満に下がっていなかった場合、2回目を投与することになっています。

　ダイアップ®坐剤は、2回目を投与すると、初回投与時から24時間以上の熱性けいれんの再発予防が可能な有効濃度域（>150 ng/mL）を維持することができるという特徴があります。万が一、ダイアップ®坐剤をアンヒバ®坐剤小児用のように4〜6時間以上の間隔で複数回投与してしまうと、血中濃度が上昇し重

篤な副作用を発現する危険性があります。

　このため、投薬時には十分に説明するだけでは不十分で、薬袋や説明書に区別しやすいような工夫を施すことで、事故が起こる危険性を未然に防ぐことが必要です。

　また、今回のダイアップ®坐剤とアンヒバ®坐剤小児用の併用の場合、投与間隔をあけることを覚えておくだけでなく、投与の順番も重要な意味を持ちます。ダイアップ®坐剤とアンヒバ®坐剤小児用の併用で問題となるのは、ダイアップ®坐剤の薬効成分であるジアゼパムの吸収だけであり、アンヒバ®坐剤小児用の薬効成分であるアセトアミノフェンの吸収には影響しないためです。

　今回の例の場合、添付文書にはほとんど記載がありませんでしたが、インタビューフォームには、詳細な記載がありました。つまり、添付文書だけを確認すると、重要な情報を見落としてしまい、重大な事故に繋がる可能性があることを示しています。

　今回の例に限らず、添付文書だけでなく、インタビューフォームも確認する習慣を身につけることが大切です。

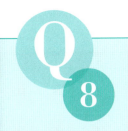

Q8 ランソプラゾール OD 錠を就寝前に飲んでいる患者が、朝食後に飲んでいる薬と一緒にまとめて服用したいと希望している。問題はないだろうか？

● 背景

　Hさん（46歳）は、高血圧、高尿酸血症のため近隣の内科医院に通院中です。仕事の付き合いで外食をすることが多く、焼酎などの強いお酒を好んで飲んでいました。数週間前から空腹時に心窩部（みぞおち）の痛みと呑酸（酸っぱいゲップ）を自覚するようになりました。そのため、Hさんは胃がんではないかと不安になり、内科医院を受診しました。

　内視鏡検査の結果、胃角部に炎症を認め、深度は粘膜下層にまで達しており胃潰瘍と診断されました。このため、医師からはプロトンポンプインヒビターのランソプラゾール OD 錠 30 mg（タケプロン® OD 錠 30 mg、武田薬品工業株式会社）を1日1回就寝前に飲むようにという指示で7日分が処方され、1週間後に再度受診するように指導を受けていました。本日、1週間分のタケプロンを飲みきり、新たにランソプラゾール OD 錠 30 mg の14日分の処方が記載された処方せんを持って、あなたが薬剤師として勤務する内科医院前の保険薬局に来局しました。

　あなたが体調などを尋ねると、以前よりはみぞおちの痛みも軽減してきたということでした。さらに話を聞いてみると、Hさんから、「ランソプラゾール OD 錠 30 mg だけ、就寝前に服用するのは面倒だし、夜中にトイレにも行きたくなるので、その他の薬と一緒に朝食後に飲みたいのですがダメですか。」という相談がありました。

　そこであなたは、「ランソプラゾール OD 錠 30 mg は口腔内崩壊錠なので水なしでも飲めますよ。」と回答しました。しかし、その説明に対して、Hさんからは「胃潰瘍なので、水なしで薬を飲むのは余計に胃が荒れそうなので避けたい。」という返事がありました。

　そこで、朝食後に服用タイミングを変更しても効果が得られるのかどうか、添付文書及びインタビューフォームを使って確認してみましょう。

> 【用法・用量】
> ○胃潰瘍、十二指腸潰瘍、吻合部潰瘍、Zollinger-Ellison 症候群の場合
> 通常、成人にはランソプラゾールとして 1 回 30 mg を 1 日 1 回経口投与する。
> なお、通常、胃潰瘍、吻合部潰瘍では 8 週間まで、十二指腸潰瘍では 6 週間までの投与とする。

図 8-1　タケプロン® OD 錠 30 mg の用法用量
(タケプロン® OD 錠 30 mg、武田薬品工業株式会社の添付文書より転載)

● 添付文書から考える

　タケプロンの添付文書の【用法・用量】を確認すると、図 8-1 のような記載があります。

　図 8-1 には、「ランソプラゾールとして 1 回 30 mg を 1 日 1 回経口投与する。」とだけ記載され、具体的な服用タイミングについては記載がありませんでした。図 8-1 の文章では、朝に服用しても就寝前に服用しても 1 日 1 回飲めば問題がないと考えることができます。ただし、用法・用量で服用タイミングが明記されていないだけであり、問題ないという根拠にはなりません。不安になったあなたは、H さんに説明する前に、薬局長に確認することにしました。

ランソプラゾール OD 錠は朝服用しても、就寝前に服用しても期待される効果は同じなのか？

● 背景

　薬局長に確認したところ、「服用タイミングが明記されていないということだけで、朝に服用しても就寝前に服用しても 1 日 1 回飲めば問題がないと判断するのは危険ですから、添付文書やインタビューフォームの【薬効薬理】を確認して、もう一度、検討してみてください。」との指示がありました。

◆薬剤師の疑問

　ランソプラゾール OD 錠 30 mg の添付文書では、「通常、成人にはランソプラゾールとして 1 回 30 mg を 1 日 1 回経口投与する。」とありますが、薬局長からは再度検討するようにとの指示がありました。また、服用タイミングを就寝前

> 2．胃酸分泌抑制作用[4, 20, 33〜38]
> (1) ペンタガストリン刺激分泌：健康成人への1日1回30 mg単回並びに7日間経口投与により著明な胃酸分泌抑制作用が認められ、この作用は投与24時間後も持続する。
> (4) 24時間分泌：健康成人における24時間胃液採取試験で、1日1回30 mg 7日間経口投与により1日を通して胃酸分泌の著明な抑制が認められる。
> (5) 24時間胃内pHモニタリング：健康成人及び十二指腸潰瘍瘢痕期の患者への1日1回30 mg 7日間経口投与により、1日を通して著明な胃酸分泌抑制作用が認められる。

図8-2　タケプロン® OD錠30 mg 胃酸分泌抑制の薬効薬理試験
(タケプロン® OD錠30 mg、武田薬品工業株式会社の添付文書より転載)

から朝に変更する場合は、処方医への疑義照会が必要になることから、朝に服用する場合と就寝前に服用する場合で、効果に違いが生じる可能性があるのかどうか、処方医に説明できないといけません。そこで、添付文書やインタビューフォームの【薬効薬理】をしっかり確認することにしました。

● 再度、添付文書から考える

まずは、ランソプラゾールOD錠30 mgの添付文書の【薬効薬理】を確認すると、図8-2のような記載があります。

図8-2には、胃酸分泌作用の指標となる主なもの3つを抜粋して示します。

1つは、「(1) ペンタガストリン刺激分泌：健康成人への1日1回30 mg単回並びに7日間経口投与により著明な胃酸分泌抑制作用が認められ、この作用は投与24時間後も持続する。」というものです。ペンタガストリン刺激分泌とは、生理的な胃酸分泌経路の1つであるガストリン経路を介した壁細胞を直接刺激することでプロトンポンプを促す作用のことです。このことからランソプラゾールは化学的刺激による胃酸分泌を24時間抑制することがうかがえます。

もう1つは、「24時間分泌：健康成人における24時間胃液採取試験で、1日1回30 mg 7日間経口投与により1日を通して胃酸分泌の著明な抑制が認められる。」というものです。このことから、24時間経時的に経鼻胃管を挿入し、胃内用液を吸引して胃酸基礎分泌量を測定する試験では、胃酸の基礎分泌量を抑えたことがうかがえます。

最後に、「24時間胃内pHモニタリング：健康成人及び十二指腸潰瘍瘢痕期の患者への1日1回30 mg 7日間経口投与により、1日を通して著明な胃酸分泌

抑制作用が認められる。」というものです。24時間胃内pHモニタリングでは胃酸分泌に伴うpH変動を把握することで胃酸分泌に伴う機能を評価でき、pHが3以上維持できているHolding Timeが長いほど胃酸分泌の抑制効果が高いと判断されます。しかし、1日1回の投与で効果が持続することは判明しましたが、肝心の朝に服用することと就寝前に服用することによる効果の違いについてはわかりませんでした。そこで、インタビューフォームを確認することにしました。

● インタビューフォームから考える

ランソプラゾールOD錠30 mgのインタビューフォームにある「Ⅵ. 薬効薬理に関する項目」の「2-2. 薬効を裏付ける試験成績（3）胃酸分泌抑制作用」を確認すると、図8-3のような記載があります。

図8-3には、「[試験方法] 健康成人5例を対象に、コントロール値を得るための試験及びタケプロン30 mgを1日1回朝食後又は就寝前、7日間経口投与し、1時間毎に胃液を採取し、胃酸分泌量を求めた。」との記載があります。

試験は7日間投与後の胃液の採取であることから、食事は1日3回摂取して行われていると推察されます。

図8-3のデータからコントロール群、朝食後投与群、就寝前投与群の胃酸分泌量を比較してみてください。

その際、早朝（7：00〜9：00）の2時間、朝（10：00〜12：00）の2時間、昼（13：00〜18：00）の5時間、夕（19：00〜22：00）の3時間、夜（23：00〜7：00）の8時間と、1日が均等ではなく生活タイムで区分されていることを念頭に考えてください。

コントロール群は1日を通して胃酸の分泌が認められています。一方、朝食後投与群では、1日を通して胃酸の分泌がほぼ0（mEq/h）に限りなく近づいています。つまり、朝食後投与では、1日中、胃酸の分泌を抑えることができることを示しています。また、就寝前投与群では夕食後のリビングタイム（19：00〜22：00）においてのみ胃酸の分泌が2（mEq/h）に上昇しており、その他の時間帯の胃酸分泌は抑えられていることがわかります。

次に、「Ⅵ. 薬効薬理に関する項目」の「2-3. 作用時間・持続時間」を確認すると、図8-4のような記載があります。

図8-4には、「十二指腸潰瘍瘢痕期の患者8例にタケプロンを朝又は就寝前投

Q8 ランソプラゾール OD 錠の服用タイミングの変更

胃酸分泌抑制作用
1) 健康成人における胃酸分泌抑制作用
タケプロンは、健康成人の胃酸分泌を朝食後又は就寝前投与のいずれにおいても著明に抑制した。[84]

■1日及び各時間帯の1時間平均の胃酸分泌量に及ぼす影響

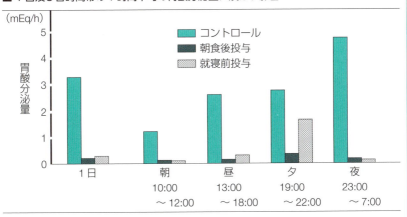

[試験方法]
健康成人5例を対象に、コントロール値を得るための試験及びタケプロン 30 mg を1日1回朝食後又は就寝前、7日間経口投与し、1時間毎に胃液を採取し、胃酸分泌量を求めた。

図 8-3 朝食後投与と就寝前投与の胃酸分泌抑制作用の比較
(タケプロン® OD 錠 30 mg、武田薬品工業株式会社のインタビューフォームより転載)

与（30 mg/回/日×5日）した結果、pH≧3 の Holding Time はそれぞれ 89%（21.3±4.0 時間）、69%（16.6±6.6 時間）と良好な酸分泌抑制作用を示し、両群間に有意差はみられなかった（対応のある t 検定）。[90]」との記載があります。これは 24 時間胃内 pH モニタリングの成績であり、先ほどの【添付文書から考える】の記載を裏付ける詳細なデータであると思われます。

　臨床試験であることから就寝前が 20 時過ぎと幾分早いことは理解していただければと思います。では、朝投与群（図 8-4 の上図）と就寝前投与群（図 8-4 の下図）をじっくりと見比べてみてください。確かに、プラセボ投与群では胃内 pH は 1～2 の範囲内で推移し、両群で明らかな差異は認められておりません。なお、pH の一時的な上昇ピークは、おそらく食事の摂取に起因していると思われます。

作用発現時間・持続時間

24時間胃内pHモニタリング

十二指腸潰瘍瘢痕期の患者8例にタケプロンを朝又は就寝前投与（30mg/回/日×5日）した結果、pH≧3のHolding Timeはそれぞれ89％（21.3±4.0時間）、69％（16.6±6.6時間）と良好な酸分泌抑制作用を示し、両群間に有意差はみられなかった（対応のあるt検定）。[90]

■ 24時間胃内pHモニタリング

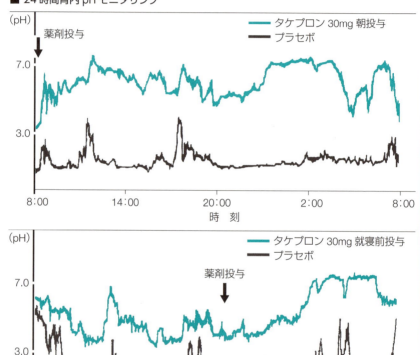

[試験方法]

十二指腸潰瘍瘢痕期の患者8例（朝投与群4例、就寝前投与群4例）を対象に、タケプロン30mgを朝又は就寝前に1日1回5日間経口投与して、胃内pHを24時間連続測定した。

図8-4 朝食後投与と就寝前投与のpHモニタリングの比較

（タケプロン® OD錠30mg、武田薬品工業株式会社のインタビューフォームより転載）

では、タケプロン投与群をじっくり見比べてみてください。朝投与群の方が就寝前投与群に比べてpHが高値で推移をしている印象を受けます。また、モニタリングの結果の記載においても、pH≧3のHolding Timeは朝投与群で89%（21.3±4.0時間）、就寝前投与群で69%（16.6±6.6時間）と朝投与群の方が胃酸分泌を長時間にわたり制御していることがうかがえます。

ただし、症例数が少ないためか統計学的には有意差は認められませんでした。

▶解答

今回のインタビューフォームの試験内容は症例数が少ないことから朝もしくは就寝前にタケプロンを服用した際の効果に統計学的な有意差は認められないというものの、図8-3（p.81）の結果からコントロール群に比べて朝食後投与群と就寝前投与群は明らかに胃酸分泌が抑えられていました。また、朝食後投与群のみ、ほぼ24時間胃酸分泌を抑える作用があることも判明しました。

さらに、図8-4の結果から、pH≧3のHolding Timeは朝投与群で89%（21.3±4.0時間）、就寝前投与群で69%（16.6±6.6時間）と朝投与群の方が胃酸分泌を長時間にわたり制御していることが判明しました。

これらの結果を総合的に判断すると、就寝前投与よりも朝投与群の方が治療効果が勝っていると考えられ、HさんのタケプロN服用時間を就寝前から朝食後に変更しても同等以上の効果が期待できると思われます。

そのため、医師に疑義照会して就寝前服用から朝食後服用に変更を依頼しても問題ないと思われます。

●解説

添付文書やインタビューフォームの情報から、タケプロンによる胃酸分泌抑制効果は就寝前に比して朝食後投与の方がより効果的な傾向にあることがわかりました。

これを理解するには朝食後と就寝前投与の違いは何なのかということに着目する必要があります。これは、胃壁細胞におけるプロトンポンプの働きと食事摂取タイミングが薬効に多少影響しているのではないかと考えられます。

その理解のために、まずプロトンポンプインヒビターの薬効発現に関して説明します。

■ランソプラゾール（タケプロン）

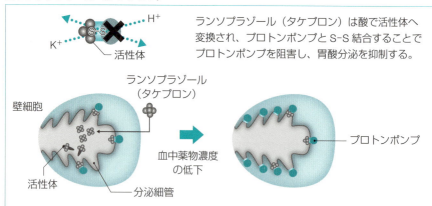

図 8-5　胃壁細胞の構造とプロトンポンプの散在
（タケキャブ錠、武田薬品工業株式会社のインタビューフォームより転載）

　経口投与されたプロトンポンプインヒビターの薬物動態として、胃酸に不安定なプロトンポンプインヒビターは腸溶性製剤として腸から吸収されます。薬物はプロドラッグの状態で血流に乗り、胃底腺と呼ばれる胃酸が湧き出るところへ到達します。

　胃底腺は胃小窩とも呼ばれる管で、その内側に壁細胞が散在しています。壁細胞に到達したプロドラッグは、胃酸（H^+）と接触することでプロトネーションを起こし活性化状態に構造変換をします。

　壁細胞の中には、無数の胃酸分泌細管があり、さらにそこには胃酸を分泌するプロトンポンプも多数存在します。

　胃酸分泌の最終段階ではプロトンポンプの SH 基と活性化されたプロトンポンプインヒビターが S-S 結合することでプロトンポンプを阻害し、胃酸分泌を止めます。

　プロトンポンプインヒビターであるタケプロンは図 8-5 に示すプロトンポンプと S-S 結合してポンプ機能を停止させるところまでを上述しました。最近の知

ランソプラゾール OD 錠の服用タイミングの変更　Q8

見において、プロトンポンプは、胃内に食物が到達した際には活動期となり胃酸分泌が盛んになります。

一方、空腹時には休止状態になるということで胃酸分泌が抑制されることが明らかとなってきました。

活動期とは壁細胞において分泌細管の表面にプロトンポンプが移動し、胃酸を分泌します。一方、胃内に食物がない場合は休止状態となりプロトンポンプは、分泌細管から内在化し、胃酸分泌にフィードバックがかかります。このことから、食事中の活動期、つまりプロトンポンプが表在活性化している際にプロトンポンプインヒビターであるタケプロンを服用することで、より多くのプロトンポンプの機能を阻害することが予想されます。逆に、食事をしていない休止期、つまり、今回の症例では就寝前にプロトンポンプインヒビターを投与すると、プロトンポンプが内在化しているためプロトンポンプインヒビターとの接触が活動期に比べ低下することで阻害作用が弱まると考えられます。

プロトンポンプインヒビターは胃薬であるにもかかわらず、胃酸に脆弱という欠点があるため、腸溶性という製剤化の工夫がされていますが、プロトンポンプを阻害後も徐々にプロトンポンプインヒビターが胃酸により失活したり、もしくは生理的な現象で壁細胞自体が数日の周期で寿命を終えたり、新たに細胞が生成するといわれています。

したがって、プロトンポンプインヒビターは単回投与ではなく朝食後の連日投与によって胃酸分泌を効果的に抑制できると思われることから、就寝前から朝食後への処方変更は、患者の服薬コンプライアンスの向上のためには必要だと思われると共に、同等以上の効果が得られる可能性が考えられます。

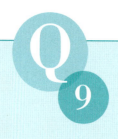

夜間の頻尿を心配する高齢者にヒドロクロロチアジドOD錠が処方された。説明すべき使用上の注意点は？

● 背景

　Jさん（75歳）は、近隣の内科クリニックで5年前に高血圧症と診断され、カルシウム拮抗薬のアムロジピンOD錠5 mg（ノルバスク® OD錠5 mg、ファイザー株式会社）の内服による治療を行っていました。治療開始の際に、医師から1日2回、朝と晩の血圧を家庭で測って血圧手帳に記入するように指導を受けました。定期受診の際に、血圧手帳の記録を確認すると、治療開始後4年間は血圧の値が良好に経過していましたが、1年ほど前から、少しずつ晩の血圧だけが高くなってきました。他にも、内科クリニックの医師から、血圧が高くなってきたのと同じ時期に、徐々に腎機能が低下していることについても指摘を受けていました。しかし、そのまま降圧薬の増量、変更、追加等は行われず、経過観察となっていましたが、過去1ヵ月で晩の収縮期血圧が140 mmHgに達した日が半数以上となったため、チアジド系利尿薬のヒドロクロロチアジドOD錠12.5 mg（ヒドロクロロチアジドOD錠12.5 mg「トーワ」、東和薬品株式会社）を1回2錠（25 mg）でアムロジピンOD錠5 mgと同じ1日1回朝食後服用として追加された処方せんが発行され、あなたが薬剤師として勤務する保険薬局に来局しました。初めて利尿薬が処方されたことから、あなたがJさんに聞き取りを行ったところ、Jさんは夜間にトイレに行くことがあり、今回、利尿薬が追加で処方されたことを医師から説明され、医師には言えなかったが夜間のトイレの回数が増えるのではないかと不安であることを訴えました。そこで、ヒドロクロロチアジドの使用上の注意点について添付文書及びインタビューフォームを用いて確認してみましょう。

● 添付文書を確認する

　まず、Jさんは夜間のトイレの回数が増えるのではないかという不安を訴えましたので、その対処方法について、ヒドロクロロチアジドOD錠12.5 mgの添

> 3）夜間の休息が特に必要な患者には、夜間の排尿を避けるため、午前中に投与することが望ましい。

図 9-1　夜間の排尿を避けるための使用上の注意
（ヒドロクロロチアジド OD 錠 12.5 mg「トーワ」、東和薬品株式会社の添付文書より転載）

表 9-1　ヒドロクロロチアジドの薬物動態

	判定パラメータ		参考パラメータ	
	AUC_{24} (ng・hr/mL)	Cmax (ng/mL)	Tmax (hr)	$T_{1/2}$ (hr)
ヒドロクロロチアジドOD錠 12.5 mg「トーワ」（錠剤、25 mg）	1251±321	221.94±77.14	2.00±0.52	9.06±1.22
標準製剤（錠剤、25 mg）	1229±315	211.10±69.51	2.56±0.83	8.55±1.30

（Mean±S. D., n＝16）
（ヒドロクロロチアジド OD 錠 12.5 mg「トーワ」、東和薬品株式会社の添付文書より転載）

付文書を確認すると、【使用上の注意】の「2．重要な基本的注意」に、図 9-1 のように記載されています。

図 9-1 には「**3) 夜間の休息が特に必要な患者には、夜間の排尿を避けるため、午前中に投与することが望ましい。**」とあります。今回の処方では、1 回 2 錠（25 mg）で 1 日 1 回朝食後服用となっており、夜間のトイレの回数が増えるのではないかという J さんの不安を解消する説明ができることがわかりました。

次に、あなたが J さんに一般的な就寝時間を確認したところ、午後 10 時頃であることが判明しました。すると、J さんから「朝食後服用を忘れた場合にはどうしたら良いのか？」との質問がありました。そこで、夜間の排尿を避けるためには、何時までに服用すれば良いのか、あるいは、当日の服用を中止して翌日の服用から再開すべきなのかについて、ヒドロクロロチアジド OD 錠 12.5 mg の効果の持続時間を調べる目的で、添付文書を確認すると、【薬物動態】の「生物学的同等性試験」に、表 9-1 のように記載されています。

表 9-1 には「$T_{1/2}$（hr）が 9.06±1.22」とあります。このことから、夜間の排尿を避けるためには、ヒドロクロロチアジド OD 錠 12.5 mg 服用後から就寝

> 5. 高齢者への投与
> 　高齢者には、次の点に注意し、少量から投与を開始するなど患者の状態を観察しながら慎重に投与すること。
> 　1）高齢者では、急激な利尿は血漿量の減少を来し、脱水、低血圧等による立ちくらみ、めまい、失神等を起こすことがある。
> 　2）特に心疾患等で浮腫のある高齢者では急激な利尿は急速な血漿量の減少と血液濃縮を来し、脳梗塞等の血栓塞栓症を誘発するおそれがある。
> 　3）高齢者では一般に過度の降圧は好ましくないとされている。[脳梗塞等が起こるおそれがある。]
> 　4）高齢者では低ナトリウム血症、低カリウム血症があらわれやすい。

図 9-2　高齢者でのヒドロクロロチアジドの使用上の注意点
(ヒドロクロロチアジド OD 錠 12.5 mg「トーワ」、東和薬品株式会社の添付文書より転載)

まで、少なくとも 9 時間以上を要することがわかりました。J さんは午後 10 時頃に就寝していることから、図 9-1 の説明と同様に、午前中に服用忘れに気がついた場合は服用し、午後になって服用忘れに気がついた場合は服用せず、翌日から服用を再開することで、就寝後の排尿を避けることができるとわかりました。

次に、J さんにとって利尿薬が初めての服用となるので、ヒドロクロロチアジドの使用上の注意点について、添付文書を確認すると、【使用上の注意】の「5. 高齢者への投与」に、図 9-2 のように記載されています。

図 9-2 には「**1）高齢者では、急激な利尿は血漿量の減少を来し、脱水、低血圧等による立ちくらみ、めまい、失神等を起こすことがある。**」とあります。このことから、服用開始後は勢い良く立ち上がるような行動を避け、「立ちくらみ」などが起こった時は、無理をせず椅子に座るように指導をすることが必要であるとわかりました。

▶解答

添付文書の記載内容から、ヒドロクロロチアジド OD 錠 12.5 mg「トーワ」の使用上の注意点がわかりました。J さんへの説明内容は以下の 3 つです。
①夜間の排尿を避けるためには、処方せんの記載のとおり、1 日 1 回朝食後に服

夜間の頻尿を心配する高齢者へのヒドロクロロチアジドOD錠処方　Q9

用してください。
②夜間の排尿を避けるためには、午前中に服用忘れに気がついた場合は服用し、午後になって服用忘れに気がついた場合は服用せず、翌日から服用を再開してください。
③服用開始後は勢い良く立ち上がるような行動を避け、「立ちくらみ」などが起こった時は、無理をせず椅子に座ってください。

なぜ、Jさんにヒドロクロロチアジドが追加されたのだろうか？

● 背景

その日の終業時に薬局長に経過を報告したところ、「夜間の排尿の不安を訴えたJさんへの対応はそれで大丈夫です。1つ考えてほしいのは、今回のJさんの経過に対して、どうしてヒドロクロロチアジドが追加されたのかということです。ただし、その理由については、ヒドロクロロチアジドの添付文書やインタビューフォームにも記載がありません。高血圧治療ガイドライン2014を読んでみてください。」との指示がありました。

◆ 薬剤師の疑問

あなたは、再度、Jさんにクロロヒドロチアジドが追加されるに至った経緯を確認したところ、「Jさんが75歳と高齢であること。」、「1年ほど前から、少しずつ晩の血圧だけが高くなってきたこと。」、「血圧が高くなってきたのと同じ時期に、徐々に腎機能が低下していることについても指摘を受けたこと。」、「過去1ヵ月において晩の収縮期血圧が140 mmHgに達した日が半数以上となったことで、ヒドロクロロチアジドが追加されたこと。」がわかりました。その経過を見て、なぜ、晩の血圧だけが高くなったのか、晩の血圧の上昇と腎機能の低下に関連があるのか、Jさんの年齢も関係があるのか、なぜ、このような状態の時にヒドロクロロチアジドなのか？　という疑問が生じました。そこで、薬局長のアドバイスに従って、高血圧治療ガイドライン2014を読んでみることにしましょう。

> 血圧サーカディアンリズムが正常であれば、夜間血圧は昼間の覚醒時に比較して、10% 20%低下する。この正常型を dipper と呼び、夜間の血圧低下が少ない型（夜間血圧下降度 0% 10%）を non dipper、逆に夜間に血圧上昇を示す型を riser と定義する。Non dipper や riser では、脳、心臓、腎臓すべての臓器障害ならびに心血管死のリスクが高い[151、153]。

図 9-3　Jさんの高血圧の状態と考えられるもの
（高血圧治療ガイドライン 2014 の「血圧日内変動異常」の項目（p.23）から転載）

高血圧治療ガイドライン 2014 から考える

まずは、Jさんの高血圧の状態について調べる目的で、高血圧治療ガイドライン 2014 の「血圧日内変動異常」の項目について確認すると、図 9-3 のように記載されています。

図 9-3 には、「**血圧サーカディアンリズムが正常であれば、夜間血圧は昼間の覚醒時に比較して、10% 20%低下する。この正常型を dipper と呼び、夜間の血圧低下が少ない型（夜間血圧下降度 0% 10%）を non dipper、逆に夜間に血圧上昇を示す型を riser と定義する。**」という記載がありました。したがって、Jさんは治療開始から血圧が良好に推移していた 4 年間は dipper であったのに、この 1 年の間に晩の血圧だけが上昇してきたことから、non dipper に変化したと考えられます。また、「**non dipper や riser では、脳、心臓、腎臓すべての臓器障害ならびに心血管死のリスクが高い**[151、153]。」という記載がありました。このことから、臓器障害や心血管死のリスクを避ける目的で、今回、ヒドロクロロチアジドが処方されたと考えられます。

しかし、多くの降圧剤がある中で、どうしてヒドロクロロチアジドが処方されたのかという理由は不明のままです。

そこで、Jさんにヒドロクロロチアジドが処方された理由を調べる目的で、高血圧治療ガイドライン 2014 の「第一選択薬」の項目について確認すると、図 9-4 のように記載されています。

図 9-4 には、「**利尿薬は高齢者高血圧を含む食塩感受性高血圧に対する効果があり**[412]」という記載がありました。高齢者では腎機能が低下し、摂取したナトリウムの排泄が悪くなり、体内に過剰な水分が溜まることによって血圧を上昇さ

Q9 夜間の頻尿を心配する高齢者へのヒドロクロロチアジドOD錠処方

> 利尿薬は高齢者高血圧を含む食塩感受性高血圧に対する効果があり[412]、日本人における脳卒中抑制効果のエビデンスがある[256、413、415]。

図9-4　JさんにヒドロクロロチアジドOD錠が処方された理由と考えられるもの
（高血圧治療ガイドライン2014の「利尿薬」の項目（p.45）から転載）

せることから、食塩感受性高血圧と同じ病態になります。Jさんが75歳という年齢であったことから、利尿薬が選択された可能性が考えられます。では、利尿薬の中で、ヒドロクロロチアジドが選択された可能性について、図9-4に記載されていた「参考文献412」を確認してみましょう。

参考文献412は、雑誌 Circulation. 1999；100：1635-1638. に掲載された「Diuretics Shift Circadian Rhythm of Blood Pressure From Nondipper to Dipper in Essential Hypertension」と題したUzuらの論文です。

この論文では、日本人の高血圧症患者21人（dipper：10人、non dipper：11人）を対象に、血圧日内変動に対するヒドロクロロチアジドの影響について調査した結果を示しています。

その前に、この論文中に引用されている文献の中に、食塩感受性の高血圧症患者がnon dipperになることを証明した論文がありますので、まず、それを確認してみましょう。それは、雑誌 Hypertension. 1996；28：139-142. に掲載された「High Sodium Sensitivity Implicates Nocturnal Hypertension in Essential Hypertension」と題したUzuらの論文です。

その論文中に食塩感受性の高血圧症患者と食塩感受性ではない高血圧症患者が高食塩食あるいは低食塩食を摂取した場合の血圧と心拍数の日内変動について調べたデータがあり、図9-5のように記載されています。

図9-5には、食塩感受性の高血圧症患者と食塩感受性ではない高血圧症患者が高食塩食（●）あるいは低食塩食（▲）を摂取した場合の24時間の平均動脈圧（MAP）と心拍数（heart rate, HR）の日内変動について調べた結果が示してあります。

左半分のグラフは、食塩感受性ではない高血圧症患者に高食塩食（●）あるいは低食塩食（▲）を摂取させた時の平均動脈圧と心拍数の日内変動を示したものです。食塩感受性ではない高血圧症患者では、高食塩食あるいは低食塩食を摂取

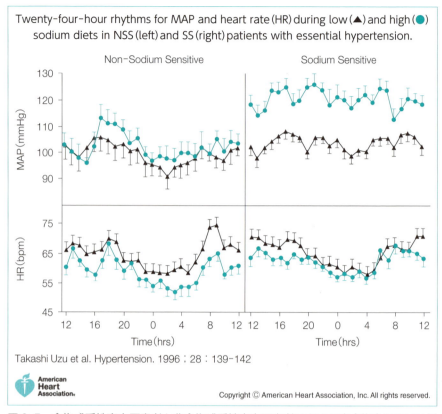

図9-5 食塩感受性高血圧患者と非食塩感受性高血圧患者における高食塩食あるいは低食塩食を摂取した場合の血圧と心拍数の日内変動
(Uzu et. al, *Hypertension*. 1996；28：139-142. から転載)

させても、1日の中で、日中に平均動脈圧・心拍数共に高く、夜間の平均動脈圧・心拍数は共に低いという健康成人の一般的な平均動脈圧・心拍数の日内変動を示しています。このことから、食塩感受性ではない高血圧症患者では、平均動脈圧と心拍数の日内変動に食塩の摂取量は影響しないことがわかりました。

　右半分のグラフは、食塩感受性の高血圧症患者に高食塩食（●）あるいは低食塩食（▲）を摂取させた時の平均動脈圧と心拍数の日内変動を示したものです。

　食塩感受性の高血圧症患者では、低食塩食を摂取させると食塩感受性ではない高血圧症患者ほど明確ではないものの、1日の中で、日中に平均動脈圧・心拍数共に高く、夜間の平均動脈圧・心拍数は共に低いという日内変動を示しています。

Q9 夜間の頻尿を心配する高齢者へのヒドロクロロチアジドOD錠処方

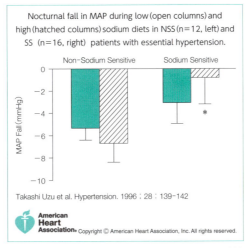

図 9-6 食塩感受性高血圧患者と非食塩感受性高血圧患者における高食塩食あるいは低食塩食を摂取した場合の平均動脈圧の夜間の低下値

(Uzu et. al, *Hypertension*. 1996;28:139-142. から転載)

しかし、高食塩食（●）を摂取させると1日を通して常に平均動脈圧は高値を示し、夜間の平均動脈圧の低下が消失してしまいます。心拍数については、低食塩食（▲）を摂取した場合とほぼ同様の日内変動を示しています。

次に、同じ論文の中に、食塩感受性の高血圧症患者と食塩感受性ではない高血圧症患者が高食塩食あるいは低食塩食を摂取した場合の平均動脈圧の夜間の低下値を調べたデータがあり、図9-6のように記載されています。

図9-6には、食塩感受性の高血圧症患者と食塩感受性ではない高血圧症患者が高食塩食（▨）あるいは低食塩食（■）を摂取した場合の平均動脈圧の夜間の低下値について調べた結果が示してあります。

左半分のグラフは、食塩感受性ではない高血圧症患者に高食塩食（▨）あるいは低食塩食（■）を摂取させた時の平均動脈圧の夜間の低下値を示したものです。食塩感受性ではない高血圧症患者では、高食塩食（▨）あるいは低食塩食（■）を摂取させても、夜間になると平均動脈圧が下がることを示しています。このことから、食塩感受性ではない高血圧症患者では、平均動脈圧の夜間の低下に食塩

> 降圧薬としては一般的にサイアザイド系利尿薬が使用されることが多く、腎機能的には eGFR 30 mL/分/1.73 m²以上ではサイアザイド系利尿薬を用いる。

図 9-7　本邦で使用が推奨される利尿薬
（高血圧治療ガイドライン 2014 の「利尿薬」の項目（p.52）から転載）

の摂取量は影響しないことがわかりました。

　右半分のグラフは、食塩感受性の高血圧症患者に高食塩食（▨）あるいは低食塩食（■）を摂取させた時の平均動脈圧の夜間の低下値を示したものです。食塩感受性の高血圧症患者に低食塩食（■）を摂取させると、食塩感受性ではない高血圧症患者ほどではないものの、夜間になると平均動脈圧が下がることを示しています。それに対して、食塩感受性の高血圧症患者に高食塩食（▨）を摂取させると、夜間になっても平均動脈圧はほとんど下がらないことを示しています。
　図 9-5（p. 92）と図 9-6（p. 93）の結果をまとめると、夜間の血圧低下が少ない型である non dipper に分類される高血圧症患者とは、食塩感受性があり、その上で、高食塩食を摂取している高血圧症患者と考えることができます。

　これらの結果を踏まえた上で、元論文である参考文献 412 のデータを確認してみましょう。

　日本人の高血圧症患者 21 人（dipper：10 人、non dipper：11 人）を対象に、血圧日内変動に対するヒドロクロロチアジドの影響について調べたデータがあり、図 9-7 のように記載されています。

　表 9-2 には、夜間の血圧低下が正常な型である dipper と夜間の血圧低下が少ない型である non dipper の高血圧症患者の収縮期血圧（Systolic BP）及び拡張期血圧（Diastolic BP）の血圧日内変動に対するヒドロクロロチアジドの影響について調べた結果が示してあります。日中（Day）の血圧は午前 6 時から午後 10 時 30 分までの間に 33 回測定した収縮期血圧及び拡張期血圧を平均した値を示しています。夜間（Night）の血圧は午後 11 時から午前 5 時 30 分までに 15 回測定した収縮期血圧及び拡張期血圧を平均した値を示しています。

　まず、ヒドロクロロチアジド投与前（Baseline）における dipper と non dipper の日中及び夜間の血圧と夜間の血圧低下（Nocturnal Fall）について見てみましょう。これは図 9-5 及び図 9-6（p. 93）の結果の再現性について確認した

表 9-2　dipper あるいは non dipper の高血圧症患者の血圧日内変動に対するヒドロクロロチアジドの影響

TABLE 2. Day-Night Blood Pressure and Heart Rate During Baseline and Diuretic Treatment Periods

	Baseline		Diuretics		Effect of		
	Day	Night	Day	Night	Diuretics	Nocturnal Fall	Interaction
Systolic BP							
Dippers	144±20	121±18	135±22	117±21	P<0.001	P<0.001	NS
P	<0.01	<0.001	NS	NS			
Non-dippers	140±21	137±18	132±19	120±17	P<0.001	P<0.001	P<0.001
Diastolic BP							
Dippers	93±11	77±12	93±17	77±15	NS	P<0.001	NS
P	<0.001	<0.001	<0.001	<0.05			
Non-dippers	88±12	85±13	85±13	73±12	P<0.001	P<0.001	P<0.001

Results were analyzed based on 2-way ANOVA with repeated measures; BP was measured 33 times for daytime values (from 6 AM to 10:30 PM) and 15 times for nighttime values (from 11 PM to 5:30 AM). Data are expressed as mean±SD.

（Uzu et. al, Circulation. 1999；100：1635-1638. から転載）

ものになります。

　夜間の血圧低下が正常な型である dipper において、収縮期血圧は日中が 144±20 mmHg（平均値±標準偏差）、夜間が 121±18 mmHg と平均で 23 mmHg 低下し、拡張期血圧についても日中が 93±11 mmHg、夜間が 77±12 mmHg と平均で 16 mmHg 低下しました。

　それに対して、夜間の血圧低下が少ない型である non dipper において、収縮期血圧は日中が 140±21 mmHg、夜間が 137±18 mmHg と平均で 3 mmHg しか低下しておらず、拡張期血圧についても日中が 88±12 mmHg、夜間が 85±13 mmHg と平均で 3 mmHg しか低下しませんでした。

　これらの結果は、図 9-5 及び図 9-6（p. 93）の結果と一致しています。

　次に、ヒドロクロロチアジド投与後（Diuretics）における dipper と non dipper の日中と夜間の血圧と夜間の血圧低下について見てみましょう。

　夜間の血圧低下が正常な型である dipper において、収縮期血圧は日中が 135±22 mmHg、夜間が 117±21 mmHg と平均で 18 mmHg 低下し、拡張期血圧

についても日中が 93±17 mmHg、夜間が 77±15 mmHg と平均で 16 mmHg 低下しました。

夜間の血圧低下が少ない型である non dipper においても、収縮期血圧は日中が 132±19 mmHg、夜間が 120±17 mmHg と平均で 22 mmHg 低下し、拡張期血圧についても日中が 85±13 mmHg、夜間が 73±12 mmHg と平均で 12 mmHg 低下しました。

さらに、夜間の血圧低下が少ない型である non dipper の結果だけに注目すると、日中の収縮期血圧はヒドロクロロチアジド投与前が 140±21 mmHg、ヒドロクロロチアジド投与後が 132±19 mmHg と平均で 8 mmHg の低下であったのに対し、夜間の収縮期血圧はヒドロクロロチアジド投与前が 137±18 mmHg、ヒドロクロロチアジド投与後が 120±17 mmHg であり平均で 17 mmHg と日中の約 2 倍も低下するようになりました。日中の拡張期血圧はヒドロクロロチアジド投与前が 88±12 mmHg、ヒドロクロロチアジド投与後が 85±13 mmHg と平均で 3 mmHg の低下であったのに対し、夜間の拡張期血圧はヒドロクロロチアジド投与前が 85±13 mmHg、ヒドロクロロチアジド投与後が 73±12 mmHg と平均で 12 mmHg と日中の 4 倍も低下するようになりました。

これらの結果から、夜間の血圧低下が正常な型である dipper では、ヒドロクロロチアジド投与前及び投与後において、収縮期血圧及び拡張期血圧共に夜間は大きく低下しており、夜間の血圧低下に対してヒドロクロロチアジドは有意な影響を示さないことがわかりました。それに対して、夜間の血圧低下が少ない型である non dipper においては、ヒドロクロロチアジド投与前では、収縮期血圧及び拡張期血圧共に夜間の血圧低下はわずかでしたが、ヒドロクロロチアジド投与後は、収縮期血圧及び拡張期血圧共に dipper と同程度の夜間の血圧が低下するようになりました。このことから、non dipper における夜間の血圧低下に対してヒドロクロロチアジドは有意に影響していることがわかりました。

▶ **解答**

図 9-3（p. 90）、図 9-4（p. 91）、図 9-5（p. 92）、図 9-6（p. 93）、表 9-2（p. 95）の結果を総合的に判断すると、高齢者では腎機能が低下することと塩分摂取量が多いことから、食塩感受性がある高血圧症患者と同様に、夜間の血圧低下がほとんど起こらなくなり、脳、心臓、腎臓全ての臓器障害ならびに心血管死

のリスクが高くなることが考えられます。そのため、減塩指導が重要になりますが、厳しい塩分制限の食事を長期間継続することは現実的ではなく、利尿薬を用いて塩分を体外に排泄し、夜間の血圧低下を回復させることで、正常な血圧の日内変動に近づけ、脳、心臓、腎臓全ての臓器障害ならびに心血管死のリスクを避けることが治療上重要になります。

　本邦で認可を受けている利尿薬には、作用機序が異なるものが複数存在していますが、どの薬の使用を推奨するかについては、高血圧治療ガイドライン 2014 の「利尿薬」の項目を確認すると、図 9-7 (p. 94) のように記載されています。

　図 9-7 には、「降圧薬としては一般的にサイアザイド系利尿薬が使用されることが多く、腎機能的には eGFR 30 mL/分/1.73 m² 以上ではサイアザイド系利尿薬を用いる。」とあります。図 9-4 (p. 91) の「利尿薬は高齢者高血圧を含む食塩感受性高血圧に対する効果があり」の根拠となった論文である Circulation. 1999 ; 100 : 1635-1638. に掲載された「Diuretics Shift Circadian Rhythm of Blood Pressure From Nondipper to Dipper in Essential Hypertension」と題した Uzu らの論文でも、利尿薬としてヒドロクロロチアジドが用いられていました。

　表 9-2 (p. 95) の結果から、ヒドロクロロチアジドは non dipper の高血圧症患者において日中よりも夜間の血圧を下げることが明らかになりましたので、今回の J さんのように高齢で、腎機能が低下し、晩の血圧だけが高くなってきたような症例には、ヒドロクロロチアジドは追加に適した薬であると考えられます。

● 解説

　高血圧治療ガイドライン 2014 に記載されている内容で最も有名なものは、表 9-3 に示す「主要降圧薬の積極的適応」ではないかと思います。

　表 9-3 は、高血圧症にその他の合併症がある場合、積極的に用いることが推奨される降圧薬をまとめた一覧表です。例えば、高血圧症に左室肥大のある患者の場合、「Ca 拮抗薬」及び「ARB/ACE 阻害薬」が推奨されるということを示しています。この表を参照すれば、日常業務においてほとんど対応できてしまうかもしれません。ただし、この表を本当に理解するためには、高血圧治療ガイドライン 2014 の「第 5 章　降圧治療薬 (p.45〜p.57)」に十分に目を通し、文中に引用されている膨大な参考文献にも触れることが必要です。

表 9-3 主要降圧薬の積極的適応

主要降圧薬の積極的適応	Ca拮抗薬	ARB/ACE阻害薬	サイアザイド系利尿薬	β遮断薬
左室肥大		●		
心不全		●*1	●	●*1
頻脈	●（非ジヒドロピリジン系）			●
狭心症	●			●*2
心筋梗塞後		●		●
CKD（蛋白尿−）	●	●	●	
CKD（蛋白尿＋）		●		
脳血管障害慢性期	●	●	●	
糖尿病/MetS*3		●		
骨粗鬆症			●	
誤嚥性肺炎		●（ACE阻害薬）		

*1 少量から開始し、注意深く漸増する、*2 冠攣縮性狭心症には注意、
*3 メタボリックシンドローム

（高血圧治療ガイドライン2014の「降圧薬選択の基本」の項目（p.46）から転載）

今回のJさんの症例では、ヒドロクロロチアジドが追加処方されましたが、その理由に該当するような説明どころか、どの程度の降圧効果が期待できるのかといった基本的なことすら、添付文書・インタビューフォームに記載がない薬もあります。そのような場合は、様々な学会から出版されているガイドラインを参考にすると良いでしょう。疑問が生じるたびにガイドラインの冊子を購入する必要はなく、今回の高血圧治療ガイドライン2014に限らず、ネット上にPDF版で公開されているものも少なくありません。

今回のJさんの症例の場合、背景全体に目を通し、まずは、Jさんの状態の特徴をまとめておく必要があります。そうすると、以下のように5つのキーワードが出てきます。
①Jさんが75歳と高齢者であること。
②1年ほど前から、少しずつ晩の血圧だけが高くなってきたこと。

Q9 夜間の頻尿を心配する高齢者へのヒドロクロロチアジド OD 錠処方

③血圧が高くなってきたのと同じ時期に、徐々に腎機能が低下していること。
④過去 1 ヵ月で晩の収縮期血圧が 140 mmHg に達した日が半数以上となったこと。
⑤夜間のトイレの回数が増えるのではないかと不安に思っていること。

　この中で、「⑤夜間のトイレの回数が増えるのではないかと不安に思っていること。」については、医師には言えなかったことがあなたの聞き取りでわかりましたので、夜間のトイレの回数に影響することなく、利尿薬であるヒドロクロロチアジドを使用できるのかどうかを添付文書・インタビューフォームから調べないといけません。

　その対処方法について、ヒドロクロロチアジド OD 錠 12.5 mg の添付文書を確認すると、【使用上の注意】の「2. 重要な基本的注意」に、「3. **夜間の休息が特に必要な患者には、夜間の排尿を避けるため、午前中に投与することが望ましい。**」のような記載がありました。また、J さんは午後 10 時頃に就寝していることから、1 日 1 回朝食後服用のヒドロクロロチアジドの服用忘れの際に、何時頃までであれば夜間のトイレの回数に影響することなく服用可能なのかを添付文書・インタビューフォームから調べないといけません。

　ヒドロクロロチアジド OD 錠 12.5 mg の添付文書を確認すると、【薬物動態】の「生物学的同等性試験」には「$T_{1/2}$ (hr) が 9.06±1.22」とあります。夜間の排尿を避けるためには、ヒドロクロロチアジド OD 錠 12.5 mg を服用後から就寝まで、少なくとも 9 時間以上を要することがわかりました。J さんは午後 10 時頃に就寝していることから、午前中に服用忘れに気がついた場合は服用し、午後になって服用忘れに気がついた場合は服用せず、翌日から服用を再開することで、就寝後の排尿を避けることができるとわかりました。

　今回の J さんの経過に対して、数多くある降圧薬の中から利尿薬が選択され、さらに、利尿薬の中でもヒドロクロロチアジドが追加された理由については、ヒドロクロロチアジドの添付文書、インタビューフォームにも記載がありません。このような場合は、ガイドラインに何らかのエビデンスが記載されているかもしれません。

　そこで、高血圧治療ガイドライン 2014 を確認すると、図 9-3 (p. 90)、図 9-4 (p. 91)、図 9-7 (p. 94) の記載がありました。

　図 9-3 には「**血圧サーカディアンリズムが正常であれば、夜間血圧は昼間の覚**

醒時に比較して、10%〜20%低下する。この正常型をdipperと呼び、夜間の血圧低下が少ない型（夜間血圧下降度0%〜10%）をnon dipper、逆に夜間に血圧上昇を示す型をriserと定義する。non dipperやriserでは、脳、心臓、腎臓すべての臓器障害ならびに心血管死のリスクが高い[151、153]。」とあります。

図9-4には「利尿薬は高齢者高血圧を含む食塩感受性高血圧に対する効果があり[412]、日本人における脳卒中抑制効果のエビデンスがある[256、413、415]。」とあります。

図9-7には「降圧薬としては一般的にサイアザイド系利尿薬が使用されることが多く、腎機能的にはeGFR 30 mL/分/1.73 m^{2}以上ではサイアザイド系利尿薬を用いる。」とあります。

Jさんの状態の特徴と比べてみると、「①Jさんが75歳と高齢者であること。」と「②1年ほど前から、少しずつ晩の血圧だけが高くなってきたこと。」の2つが合致していることがわかりました。しかし、図9-3と図9-4の記載の中で、「non dipper」と「高齢者高血圧を含む食塩感受性高血圧」が同じ病態を示すことを明らかにしないと、Jさんにヒドロクロロチアジドを追加で処方した根拠になりません。

そこで、図9-4の「利尿薬は高齢者高血圧を含む食塩感受性高血圧に対する効果があり[412]、日本人における脳卒中抑制効果のエビデンスがある[256、413、415]。」に引用されている参考文献412を読んでみることにします。この論文を読んでいくと、この論文に引用されている文献の中に、食塩感受性の高血圧症患者がnon dipperになることを証明した論文がありました。それが、雑誌 *Hypertension*. 1996；28：139-142. に掲載された「High Sodium Sensitivity Implicates Nocturnal Hypertension in Essential Hypertension」と題したUzuらの論文です。

この論文に掲載されている図9-5（p.92）及び図9-6（p.93）の結果をまとめると、夜間の血圧低下が少ない型であるnon dipperに分類される高血圧症患者とは、食塩感受性があり、その上で、高食塩食を摂取している高血圧症患者と考えることができました。このことから、「non dipper」と「高齢者高血圧を含む食塩感受性高血圧」は同じ病態を示すことが明らかとなりました。

さらに、参考文献412を詳しく読んでいくことにします。参考文献412は、雑誌 *Circulation*. 1999；100：1635-1638. に掲載された「Diuretics Shift

Q9 夜間の頻尿を心配する高齢者へのヒドロクロロチアジド OD 錠処方

Circadian Rhythm of Blood Pressure From Nondipper to Dipper in Essential Hypertension」と題した Uzu らの論文です。

　この論文に掲載されている表 9-2（p. 95）の結果をまとめると、ヒドロクロロチアジドは non dipper の高血圧症患者において日中よりも夜間の血圧を下げることが明らかになりました。

　以上の結果から、J さんのように、75 歳の高齢者で、晩の血圧だけが高くなっているような non dipper の高血圧症患者においては、ヒドロクロロチアジドを投与することで、体外にナトリウムを排泄し、夜間の血圧をほぼ特異的に下げ、血圧の正常な日内変動に近づけることができます。それによって、non dipper の高血圧症患者に多いとされる脳、心臓、腎臓全ての臓器障害ならびに心血管死のリスクを回避することができると考えられます。

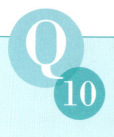

Q10 プロトンポンプ阻害剤の長期服用は、骨粗鬆症のリスクを高める危険な使い方か？

● 背景

　Kさん（37歳、女性）は、半年前に乳がん検診で初期の乳がんが発見され、すぐに外科手術で患部を摘出しました。その後、乳がんの再発予防を目的として、抗エストロゲン剤のクエン酸タモキシフェン（ノルバデックス®錠10 mg、アストラゼネカ株式会社）の内服による抗ホルモン療法が開始されました。それと同時に、アスピリン腸溶錠（バイアスピリン®錠100 mg、バイエル薬品株式会社）及びプロトンポンプ阻害剤のラベプラゾールナトリウム（パリエット®錠5 mg、EAファーマ株式会社）の服用も開始されました。最近、立ち寄った本屋で手に取った週刊誌に「胃薬のプロトンポンプ阻害剤という種類の薬は骨粗鬆症になる危険な薬」との記事を見つけ、その記事の中に危険な薬のリストが記載されていました。気になったKさんは、帰宅後に薬局でもらった薬剤情報提供文書とお薬手帳を確認したところ、週刊誌の記事に記載されていたラベプラゾールナトリウムを服用していることを知りました。そこで、薬剤情報提供文書を確認すると「胃の中で、酸分泌を抑えます。」とあり、「胃潰瘍又は十二指腸潰瘍の再発抑制」を目的として使用する薬であることを知りました。不安になったKさんは、あなたが薬剤師として勤務する保険薬局に来局しました。そこで、Kさんから「**胃の症状もないのに、なぜこの薬を飲まないといけないのか説明してほしい。そんな危険な薬をこのまま飲み続けても大丈夫なのか？　怖いので、もう飲みたくない。**」との相談がありました。

　あなたは、Kさんが十分に納得し、不安を解消できるような説明をするために、クエン酸タモキシフェンによる抗ホルモン療法について、さらに、抗ホルモン療法時に同時に処方されるアスピリン腸溶錠とラベプラゾールナトリウムの意味を調べることになりました。そこで、これらの薬について、添付文書及びインタビューフォームを使って確認してみましょう。

Q10 プロトンポンプ阻害剤の長期服用と骨粗鬆症のリスク

● 添付文書から考える

　Kさんは、「胃の症状もないのに、なぜこの薬を飲まないといけないのか」と疑問を抱いており、さらに、「怖いので、もう飲みたくない。」と訴えています。そこで、ラベプラゾールナトリウムを中止して良いものなのかどうかを明らかにすることが大事です。まず、ラベプラゾールナトリウムが処方されている理由を調べることにしましょう。前述のとおり、クエン酸タモキシフェンと同時に、アスピリン腸溶錠とラベプラゾールナトリウムの服用も開始されたことから、アスピリン腸溶錠とラベプラゾールナトリウムはクエン酸タモキシフェンによる副作用を回避する目的で処方された可能性が考えられます。そこで、クエン酸タモキシフェンの添付文書の【副作用】を確認すると、重大な副作用の中に、図10-1の記載がありました。

　図10-1には、服用による血栓塞栓症のリスクが示されています。クエン酸タモキシフェンは乳がんの再発予防を目的として長期間服用することから、服用期間中は常に血栓塞栓症のリスクを伴うことになります。そのため、クエン酸タモキシフェン服用中は血栓塞栓症を積極的に予防することが重要です。低用量のアスピリンがトロンボキサン A_2 の合成を阻害することで血小板凝集抑制作用を示し、血栓予防を目的に使用される薬であることは、大学の教科書レベルの記載であり、薬学生にとって必須の知識です。よって、アスピリン腸溶錠は、クエン酸タモキシフェンによる血栓塞栓症の予防を目的として服用が開始されたと考えられます。念のため、添付文書を確認すると【効能・効果】（図10-2）及び【薬効薬理】（図10-3）のような記載がありました。

　図10-2には「下記疾患における血栓・塞栓形成の抑制」とあり、疾患として「狭心症（慢性安定狭心症、不安定狭心症）」、「心筋梗塞」、「虚血性脳血管障害（一

3）血栓塞栓症、静脈炎（0.1〜5％未満）：本剤の投与により、肺塞栓症、下肢静脈血栓症、脳血栓症、下肢血栓性静脈炎等の血栓塞栓症、静脈炎があらわれることがあるので観察を十分に行い、異常が認められた場合には直ちに投与を中止し、適切な処置を行うこと。なお、細胞毒性を有する抗癌剤との併用で血栓塞栓症の危険性を増大させるおそれがあるので、投与にあたっては十分に観察すること。

図10-1　重大な副作用
（ノルバデックス®錠10mg、アストラゼネカ株式会社の添付文書より転載）

- 下記疾患における血栓・塞栓形成の抑制
  狭心症（慢性安定狭心症、不安定狭心症）
  心筋梗塞
  虚血性脳血管障害（一過性脳虚血発作（TIA）、脳梗塞）
- 冠動脈バイパス術（CABG）あるいは経皮経管冠動脈形成術（PTCA）施行後における血栓・塞栓形成の抑制
- 川崎病（川崎病による心血管後遺症を含む）

図 10-2　効能・効果
(バイアスピリン® 錠 100 mg、バイエル薬品株式会社の添付文書より転載)

低用量アスピリンはシクロオキシゲナーゼ1（COX-1）を阻害（セリン残基のアセチル化）することにより、トロンボキサン A_2（TXA_2）の合成を阻害し、血小板凝集抑制作用を示す。血小板における COX-1 阻害作用は、血小板が本酵素を再合成できないため、不可逆的である。一方、血管組織では COX-1 の再合成が行われるため、プロスタサイクリン（PGI_2）合成阻害作用は可逆的で比較的速やかに回復する。なお、代謝物であるサリチル酸は COX-1 を阻害せず、血小板凝集抑制作用を有しない。アスピリンのその他の作用（解熱、鎮痛、抗炎症）については成書[21]を参照のこと。

図 10-3　薬効薬理
(バイアスピリン® 錠 100 mg、バイエル薬品株式会社の添付文書より転載)

過性脳虚血発作（TIA）、脳梗塞）」、「冠動脈バイパス術（CABG）あるいは経皮経管冠動脈形成術（PTCA）」、「川崎病（川崎病による心血管後遺症を含む）」とあります。しかし、クエン酸タモキシフェン服用中の血栓塞栓症の予防は、効能・効果に記載がありませんでした。また、図 10-3 には「低用量アスピリンはシクロオキシゲナーゼ1（COX-1）を阻害（セリン残基のアセチル化）することにより、トロンボキサン A_2（TXA_2）の合成を阻害し、血小板凝集抑制作用を示す。」とあります。これらのことから、効能・効果には記載がありませんが、低用量アスピリンの薬効薬理を考えると、クエン酸タモキシフェン服用中の血栓塞栓症の予防を目的として、アスピリン腸溶錠の服用が同時に開始されたものと考えられます。

　次に、クエン酸タモキシフェンと同時にラベプラゾールナトリウムの服用が開始された理由について考えてみましょう。これも、クエン酸タモキシフェンによる副作用を予防するために処方された可能性が考えられます。ラベプラゾールナ

Q10 プロトンポンプ阻害剤の長期服用と骨粗鬆症のリスク

	0.1〜5%未満	0.1%未満
消化器	悪心・嘔吐、食欲不振、下痢、腹痛等	

図 10-4　消化器系の副作用
(ノルバデックス® 錠 10 mg、アストラゼネカ株式会社の添付文書より転載)

---

2) 出血：
脳出血等の頭蓋内出血：脳出血等の頭蓋内出血（初期症状：頭痛、悪心・嘔吐、意識障害、片麻痺等）があらわれることがあるので、観察を十分に行い、このような症状があらわれた場合には投与を中止し、適切な処置を行うこと。
肺出血、消化管出血、鼻出血、眼底出血等：肺出血、消化管出血、鼻出血、眼底出血等があらわれることがあるので、観察を十分に行い、このような症状があらわれた場合には投与を中止し、適切な処置を行うこと。

7) **消化性潰瘍、小腸・大腸潰瘍**：下血（メレナ）を伴う胃潰瘍・十二指腸潰瘍等の消化性潰瘍があらわれることがある。また、消化管出血、腸管穿孔を伴う小腸・大腸潰瘍があらわれることがあるので、観察を十分に行い、異常が認められた場合には投与を中止し、適切な処置を行うこと。

図 10-5　消化器系の重大な副作用
(バイアスピリン® 錠 100 mg、バイエル薬品株式会社の添付文書より転載)

トリウムはプロトンポンプ阻害剤を介して胃酸の分泌を抑えることで胃潰瘍又は十二指腸潰瘍の予防に使用することから、クエン酸タモキシフェンの添付文書の【副作用】の「その他の副作用」で消化器系の副作用を確認すると、図 10-4 のような記載がありました。

　図 10-4 には消化器系の副作用として、「**0.1〜5%未満**」の頻度で、「**悪心・嘔吐、食欲不振、下痢、腹痛等**」とありましたが、胃潰瘍あるいは十二指腸潰瘍の記載は見当たりませんでした。このことから、ラベプラゾールナトリウムはクエン酸タモキシフェンの副作用を予防するために処方されたものではないと考えられます。そうすると、ラベプラゾールナトリウムはアスピリン腸溶錠の長期服用による副作用の予防を目的に処方されたのではないかと考えることになります。そこで、アスピリン腸溶錠の添付文書の【副作用】を確認すると、重大な副作用の中に、図 10-5 の記載がありました。

　図 10-5 には消化器系の副作用として、「**肺出血、消化管出血、鼻出血、眼底出**

> 胃潰瘍、十二指腸潰瘍、吻合部潰瘍、逆流性食道炎、Zollinger-Ellison 症候群、非びらん性胃食道逆流症、低用量アスピリン投与時における胃潰瘍又は十二指腸潰瘍の再発抑制

図 10-6　効能・効果
(パリエット® 錠 5 mg、EA ファーマ株式会社の添付文書より転載)

血等があらわれることがあるので、観察を十分に行い、このような症状があらわれた場合には投与を中止し、適切な処置を行うこと。」、「下血(メレナ)を伴う胃潰瘍・十二指腸潰瘍等の消化性潰瘍があらわれることがある。また、消化管出血、腸管穿孔を伴う小腸・大腸潰瘍があらわれることがあるので、観察を十分に行い、異常が認められた場合には投与を中止し、適切な処置を行うこと。」とありました。このことから、アスピリン腸溶錠の服用によって、消化管出血や胃潰瘍・十二指腸潰瘍等の消化性潰瘍を起こす危険性があることがわかりました。そうすると、ラベプラゾールナトリウムはアスピリン腸溶錠の長期服用による消化管出血や胃潰瘍・十二指腸潰瘍等の消化性潰瘍を予防することを目的として処方されたと推察することができます。そこで、ラベプラゾールナトリウムの添付文書の【効能・効果】を確認すると、図 10-6 の記載がありました。

　図 10-6 には効能・効果の 1 つとして、「低用量アスピリン投与時における胃潰瘍又は十二指腸潰瘍の再発抑制」とありました。このことから、ラベプラゾールナトリウムはアスピリン腸溶錠の長期服用による消化管出血や胃潰瘍・十二指腸潰瘍等の消化性潰瘍を予防することを目的として処方されたものと思われます。

　以上の結果から、K さんに納得してもらえるように、まずは、1 つ目の疑問である**「胃の症状もないのに、なぜ、この薬を飲まないといけないのか」**への解答を考えましょう。この時、ラベプラゾールナトリウムを服用する理由と共に、**「怖いので、もう飲みたくない。」**と相談されていることから、ラベプラゾールナトリウムの服用を中止した場合のリスクについても説明できるようにしておきましょう。

▶解答

　クエン酸タモキシフェンと同時に、アスピリン腸溶錠とラベプラゾールナトリウムが処方されている理由については、以下の 7 つの項目を説明する必要があり

ます。説明する順番としては、クエン酸タモキシフェンが処方されている理由から始めても良いですし、今回の質問の核となる部分はラベプラゾールナトリウムが処方されている理由と中止が可能かどうかですから、ラベプラゾールナトリウムが処方されている理由から始めても良いと思います。

①ラベプラゾールナトリウムは、アスピリン腸溶錠の副作用を予防するためのものです。
②アスピリン腸溶錠による胃腸症状が出ないようにするための薬です。
③ラベプラゾールナトリウムを中止すると、胃腸症状が出る危険性が高くなります。
④アスピリン腸溶錠による腸症状が出ると、アスピリン腸溶錠を中止しないといけません。
⑤アスピリン腸溶錠は、クエン酸タモキシフェンの副作用を予防するためのものです。
⑥アスピリン腸溶錠を中止すると、血栓塞栓症の危険性が高くなります。
⑦アスピリン腸溶錠を中止すると、血栓塞栓症の危険性を覚悟の上で、クエン酸タモキシフェンの服用を継続するか、乳がん再発の危険性を覚悟の上で、クエン酸タモキシフェンの服用を中止するかを選択しないといけなくなります。

そのような状況にならないようにするために、クエン酸タモキシフェンと同時に、アスピリン腸溶錠とラベプラゾールナトリウムが処方されているのです。

プロトンポンプ阻害剤の長期使用による骨粗鬆症のリスクはどの程度なのか？

● 背景

Kさんは、先ほどの説明でラベプラゾールナトリウムが処方されている理由に納得してくれました。しかし、Kさんは、週刊誌にあった「胃薬のプロトンポンプ阻害剤は骨粗鬆症になる危険な薬」との記事が不安で仕方がありません。そこで、あなたは、それについても説明するために、骨粗鬆症のリスクがどの程度Kさんにも該当するものであるかについて、添付文書及びインタビューフォームを使って調べることにしました。

◆ 薬剤師の疑問

　週刊誌の「胃薬のプロトンポンプ阻害剤という種類の薬は骨粗鬆症になる危険な薬」という記事を確認しましたが、具体的なことが何も書かれていませんでした。また、その記事の根拠となった論文等を紹介する必要がありますが、それについても「海外の医学雑誌」としか書いてありませんでした。一般に、医療用医薬品の用法・用量は、目的とする疾病によって異なることが少なくありません。このような記事を書く場合、何らかの根拠となる臨床研究に関する論文等の報告が必要であり、その論文を読めば、対象者の年齢や基礎疾患の有無、対象としたプロトンポンプ阻害剤の種類、用法・用量、投与期間などが明記されており、Kさんにも該当するかどうかを判断することが可能です。そのため、**「週刊誌の記事の根拠となった論文は何なのか？」**、また、**「Kさんにも該当する内容なのか？」**という疑問が生じます。そこで、ラベプラゾールナトリウムだけでなく、本邦で承認されているプロトンポンプ阻害剤の添付文書及びインタビューフォームを確認してみましょう。

● 再度、添付文書から考える

　再度、ラベプラゾールナトリウムの添付文書の【その他の注意】を確認すると、図10-7の記載がありました。
　図10-7では、その他の注意の1つとして、骨粗鬆症に伴う骨折リスクの増加が示されています。しかし、文献番号も振られておらず、添付文書に引用した文献に関する情報は何もありませんでした。
　そこで、本邦で承認されているプロトンポンプ阻害剤全てを対象として、同様の記載があるかどうか、また、その記載に文献に関する情報があるかどうかを確認することにしましょう。
　本邦で承認されているプロトンポンプ阻害剤は、表10-1に示す4種類です。

（4）海外における複数の観察研究で、プロトンポンプインヒビターによる治療において骨粗鬆症に伴う股関節骨折、手関節骨折、脊椎骨折のリスク増加が報告されている。特に、高用量及び長期間（1年以上）の治療を受けた患者で、骨折のリスクが増加した。

図10-7　その他の注意
（パリエット® 錠5 mg、EAファーマ株式会社の添付文書より転載）

Q10 プロトンポンプ阻害剤の長期服用と骨粗鬆症のリスク

表 10-1　本邦で承認されているプロポンプ阻害剤

一般名	商品名	製造販売業者
ラベプラゾールナトリウム	パリエット®	EA ファーマ株式会社
オメプラゾール	オメプラール®	アストラゼネカ株式会社
ランソプラゾール	タケプロン®	武田薬品工業株式会社
エソメプラゾール	ネキシウム®	アストラゼネカ株式会社

(5) 海外における複数の観察研究で、プロトンポンプインヒビターによる治療において骨粗鬆症に伴う股関節骨折、手関節骨折、脊椎骨折のリスク増加が報告されている。特に、高用量及び長期間（1年以上）の治療を受けた患者で、骨折のリスクが増加した。

図 10-8　その他の注意
(オメプラール® 錠、アストラゼネカ株式会社の添付文書より転載)

(8) 海外における複数の観察研究で、プロトンポンプインヒビターによる治療において骨粗鬆症に伴う股関節骨折、手関節骨折、脊椎骨折のリスク増加が報告されている。特に、高用量及び長期間（1年以上）の治療を受けた患者で、骨折のリスクが増加した。

図 10-9　その他の注意
(タケプロン® カプセル、武田薬品工業株式会社の添付文書より転載)

(5) 海外における複数の観察研究で、プロトンポンプインヒビターによる治療において骨粗鬆症に伴う股関節骨折、手関節骨折、脊椎骨折のリスク増加が報告されている。特に、高用量及び長期間（1年以上）の治療を受けた患者で、骨折のリスクが増加した。

図 10-10　その他の注意
(ネキシウム® カプセル、アストラゼネカ株式会社の添付文書より転載)

　4種類のうち、ラベプラゾールナトリウムを除く、オメプラゾール、ランソプラゾール、エソメプラゾールについて、添付文書の【その他の注意】を確認すると、図10-8、図10-9、図10-10の記載がありました。
　図10-8、図10-9、図10-10には、その他の注意の1つに「海外における複数の観察研究で、プロトンポンプインヒビターによる治療において骨粗鬆症に伴う股関節骨折、手関節骨折、脊椎骨折のリスク増加が報告されている。特に、高

〈パリエット錠 5 mg、パリエット錠 10 mg、パリエット錠 20 mg〉

(4) 海外における複数の観察研究で、プロトンポンプインヒビターによる治療において骨粗鬆症に伴う股関節骨折、手関節骨折、脊椎骨折のリスク増加が報告されている。特に、高用量及び長期間（1年以上）の治療を受けた患者で、骨折のリスクが増加した。

（解説）
プロトンポンプインヒビター治療による骨折リスクの増加が複数の研究結果で示唆されている。

図 10-11　その他の注意
（パリエット® 錠 5 mg、EA ファーマ株式会社のインタビューフォームより転載）

(5) 海外における複数の観察研究で、プロトンポンプインヒビターによる治療において骨粗鬆症に伴う股関節骨折、手関節骨折、脊椎骨折のリスク増加が報告されている。特に、高用量及び長期間（1年以上）の治療を受けた患者で、骨折のリスクが増加した。

プロトンポンプインヒビター（PPI）治療における骨折リスク増加の可能性について、米国食品医薬品局（FDA）は、複数の疫学試験のレビュー結果に基づき、PPI 製剤共通の注意事項として 2010 年 5 月に安全性通知[78]を発出し、2010 年 9 月には全ての PPI 製剤の米国添付文書に追記された。
米国の措置を受けて、本邦においても注意喚起の必要性があると判断し記載している。

図 10-12　その他の注意
（オメプラール® 錠、アストラゼネカ株式会社のインタビューフォームより転載）

用量及び長期間（1年以上）の治療を受けた患者で、骨折のリスクが増加した。」という全く同じ文章がありました。しかし、ラベプラゾールナトリウムと同様に、文献番号も振られておらず、添付文書に引用した文献に関する情報は何もありませんでした。これ以上の情報を添付文書から得ることはできませんので、インタビューフォームを確認してみることにしましょう。

インタビューフォームから考える

ラベプラゾールナトリウム、オメプラゾール、ランソプラゾール、エソメプラゾールについて、インタビューフォームの【その他の注意】を確認すると、図 10-11、図 10-12、図 10-13、図 10-14 の記載がありました。

プロトンポンプ阻害剤の長期服用と骨粗鬆症のリスク **Q10**

(8) 海外における複数の観察研究で、プロトンポンプインヒビターによる治療において骨粗鬆症に伴う股関節骨折、手関節骨折、脊椎骨折のリスク増加が報告されている。特に、高用量及び長期間（1年以上）の治療を受けた患者で、骨折のリスクが増加した。

図 10-13　その他の注意
(タケプロン® カプセル、武田薬品工業株式会社のインタビューフォームより転載)

(5) 海外における複数の観察研究で、プロトンポンプインヒビターによる治療において骨粗鬆症に伴う股関節骨折、手関節骨折、脊椎骨折のリスク増加が報告されている。特に、高用量及び長期間（1年以上）の治療を受けた患者で、骨折のリスクが増加した。

＜解説＞
米国食品医薬品局（FDA）が、複数の観察研究のレビュー結果に基づき、プロトンポンプインヒビター製剤共通の注意事項として 2010 年 5 月に安全性通知[29]を発出し、2010 年 8 月に全てのプロトンポンプインヒビター製剤の米国添付文書に追記された（FDA の HP 上では 2010 年 9 月公示）。これを受け、海外における複数の観察研究で骨折リスク増加が報告されていることから記載している。

図 10-14　その他の注意
(ネキシウム® カプセル、アストラゼネカ株式会社のインタビューフォームより転載)

　図 10-11、図 10-12、図 10-13、図 10-14 には、その他の注意の 1 つとして「海外における複数の観察研究で、プロトンポンプインヒビターによる治療において骨粗鬆症に伴う股関節骨折、手関節骨折、脊椎骨折のリスク増加が報告されている。特に、高用量及び長期間（1 年以上）の治療を受けた患者で、骨折のリスクが増加した。」と添付文書と同様の文章がありました。そのうち、オメプラール® 錠（アストラゼネカ株式会社）及びネキシウム® カプセル（アストラゼネカ株式会社）のインタビューフォームには、この情報の掲載に至った経緯と文献の紹介がありました。図 10-14 に掲載されている文献番号 29）を調べたところ、その文献は共に「FDA 文書（2011.3.23：FDA Drug Safety Communication)」でした。そこで、インターネットを使って、この情報にアクセスすると、対象となった 7 つの観察研究について、まとめの表が記載されていました。臨床研究の結果の見方に慣れていない方も多いでしょうから、7 つの臨床研究を表 10-2 から表 10-8 に分けて、1 つずつ日本語に訳して解説することにします。

表 10-2　FDA の注意喚起に至った観察研究の概要　研究①

研究①	Vestergaard 2006
対象者	骨折者 124,655 例とその対照者 373,962 例、全年齢対象
結果	前年からプロトンポンプ阻害剤を使用することによる全ての骨折に対するリスクは、オッズ比（95％信頼区間）＝1.18（1.12-1.43）であった。 骨折のリスクとプロトンポンプ阻害剤の用量依存性は見られなかった。

(http://www.fda.gov/Drugs/DrugSafety/PostmarketDrugSafetyInformationforPatientsPostmarketDr/ucm213206.htm を改変)

表 10-3　FDA の注意喚起に至った観察研究の概要　研究②

研究②	Yang 2006
対象者	骨折者 13,556 例とその対照者 135,386 例、50 歳以上
結果	1 年以上プロトンポンプ阻害剤を使用することによる股関節の骨折のリスクは、オッズ比（95％信頼区間）＝1.44（1.30-1.59）であった。 高用量のプロトンポンプ阻害剤を 1 年以上使用することによる股関節の骨折のリスクは、オッズ比（95％信頼区間）＝2.65（1.80-3.90）であった。 股関節の骨折のリスクは、プロトンポンプ阻害剤を 1 年間使用するとオッズ比（95％信頼区間）＝1.22（1.15-1.30）、4 年間使用するとオッズ比（95％信頼区間）＝1.59（1.39-1.80）であった。

(http://www.fda.gov/Drugs/DrugSafety/PostmarketDrugSafetyInformationforPatientsPostmarketDr/ucm213206.htm を改変)

　研究①では、全ての骨折に対するリスクが、プロトンポンプ阻害剤の使用によって 1.18 倍で 95％信頼区間が 1.12-1.43 であったことから、有意に高まったことを示しています。このことは、仮の数字を当てはめると、対照者で 1000 人中 100 人が骨折し、プロトンポンプ阻害剤使用者で 1018 人中 118 人が骨折したことを意味します。この時、オッズ比ですから、1000 人対照者で 1000 人中 100 人が骨折し、プロトンポンプ阻害剤使用者で 1000 人中 118 人が骨折したのではないことに注意が必要です。さらに、プロトンポンプ阻害剤の用量が低用量でも高用量でも骨折のリスクに差がないことを示しています。

　研究②では、対象年齢を 50 歳以上にしています。これは年齢が高くなると骨密度が低下し骨折のリスクが高くなることが知られているからです。また、骨折の部位も、骨粗鬆症による骨折で歩行障害や寝たきりのリスクの高い股関節に限定しています。その場合、プロトンポンプ阻害剤を 1 年以上服用すると、オッズ

プロトンポンプ阻害剤の長期服用と骨粗鬆症のリスク　Q10

表 10-4　FDA の注意喚起に至った観察研究の概要　研究③

研究③	Targownik 2008
対象者	骨折者 15,792 例とその対照者 47,282 例、50 歳以上
結果	股関節の骨折のリスクは、プロトンポンプ阻害剤を 5 年以上使用するとオッズ比（95％信頼区間）＝1.62（1.02-2.58）、6 年以上使用するとオッズ比（95％信頼区間）＝2.49（1.33-4.67）、7 年以上使用するとオッズ比（95％信頼区間）＝4.55（1.68-12.29）であった。

(http://www.fda.gov/Drugs/DrugSafety/PostmarketDrugSafetyInformationforPatientsPostmarketDr/ucm213206.htm を改変)

比（95％信頼区間）＝1.44（1.30-1.59）と股関節の骨折のリスクが有意に高いことが判明しました。また、プロトンポンプ阻害剤の用量の違いが股関節骨折のリスクに影響するかどうかを検討したところ、プロトンポンプ阻害剤を高用量で 1 年以上服用すると、オッズ比（95％信頼区間）＝2.65（1.80-3.90）と股関節の骨折のリスクがさらに高くなることが判明しました。さらに、プロトンポンプ阻害剤の使用年数の違いが股関節骨折のリスクに影響するかどうかを検討したところ、プロトンポンプ阻害剤を 1 年間服用するとオッズ比（95％信頼区間）＝1.22（1.15-1.30）、4 年間使用するとオッズ比（95％信頼区間）＝1.59（1.39-1.80）と 1 年より 4 年と使用期間が長い方が股関節の骨折のリスクが高くなることが判明しました。

　研究③では、研究②と同様に、対象年齢を 50 歳以上とし、骨折の部位も、股関節に限定しています。その中で、使用期間の違いによる股関節の骨折のリスクを比較しています。プロトンポンプ阻害剤を 5 年以上使用するとオッズ比（95％信頼区間）＝1.62（1.02-2.58）、6 年以上使用するとオッズ比（95％信頼区間）＝2.49（1.33-4.67）、7 年以上使用するとオッズ比（95％信頼区間）＝4.55（1.68-12.29）と使用期間が長くなると股関節の骨折のリスクが高くなることが判明しました。

　研究④では、研究①から研究③の結果と異なり、50 歳以上を対象としたプロトンポンプ阻害剤を使用することによる股関節の骨折のリスクは、オッズ比（95％信頼区間）＝0.9（0.7-1.11）と有意ではないものの減少傾向が認められました。また、股関節の骨折のリスクは、プロトンポンプ阻害剤の処方せん枚数が増加しても変化しなかったとあることから、使用期間が長くなっても股関節の骨

表10-5　FDAの注意喚起に至った観察研究の概要　研究④

研究④	Kaya 2008
対象者	骨折者1,098例とその対照者10,923例、50歳-70歳
結果	プロトンポンプ阻害剤を使用することによる股関節の骨折のリスクは、オッズ比（95％信頼区間）＝0.9（0.7-1.11）であった。股関節の骨折のリスクは、プロトンポンプ阻害剤の処方せん枚数が増加しても変化しなかった。

(http://www.fda.gov/Drugs/DrugSafety/PostmarketDrugSafetyInformationforPatientsPostmarketDr/ucm213206.htm を改変)

表10-6　FDAの注意喚起に至った観察研究の概要　研究⑤

研究⑤	Corley 2010
対象者	骨折者33,752例とその対照者130,471例、18歳以上
結果	プロポンプ阻害剤を2年以上使用し、その他にもう1つリスク因子がある場合、骨折のリスクは、オッズ比（95％信頼区間）＝1.30（1.21-1.39）であった。その他のリスク因子として、過度の飲酒、関節炎、糖尿病、腎臓疾患、グルココルチコイド、脳血管疾患、認知症、てんかん、歩行障害、片麻痺、精神疾患、喫煙、視力障害、抗不安剤使用がある。 高用量のプロトンポンプ阻害剤の使用による骨折のリスクは、オッズ比（95％信頼区間）＝2.65（1.41-1.64）であった。 骨折のリスクは、プロトンポンプ阻害剤の使用期間が長くなってもほとんど増加しなかった。

(http://www.fda.gov/Drugs/DrugSafety/PostmarketDrugSafetyInformationforPatientsPostmarketDr/ucm213206.htm を改変)

折のリスクは影響を受けないという結果になっています。

　研究⑤では、18歳以上を対象としてプロポンプ阻害剤を2年以上使用し、その他のリスク因子がある場合の骨折のリスクは、オッズ比（95％信頼区間）＝1.30（1.21-1.39）と有意に高くなったことが判明しました。また、高用量のプロトンポンプ阻害剤の使用による骨折のリスクは、オッズ比（95％信頼区間）＝2.65（1.41-1.64）とさらに高くなりました。しかし、プロトンポンプ阻害剤の使用期間が長くなっても、骨折のリスクはほとんど増加しませんでした。

　研究⑥では、65歳以上の男女別に股関節と非脊椎の骨折のリスクを研究しています。まず、男性では、プロトンポンプ阻害剤を使用することによって、股関節の骨折のリスクは、オッズ比（95％信頼区間）＝0.62（0.26-1.44）、非脊椎の骨折のリスクは、オッズ比（95％信頼区間）＝1.21（0.91-1.62）となりました。

プロトンポンプ阻害剤の長期服用と骨粗鬆症のリスク **Q10**

表 10-7　FDA の注意喚起に至った観察研究の概要　研究⑥

研究⑥	Yu 2008
対象者	4,574 人のプロトンポンプ阻害剤不使用者及び 234 人の使用者の女性、4,920 人のプロトンポンプ阻害剤不使用者及び 487 人の使用者の男性、65 歳以上
結果	女性では、プロトンポンプ阻害剤を使用することによる股関節の骨折のリスクは、オッズ比（95％信頼区間）＝1.16（0.80-1.67）であった。 男性では、プロトンポンプ阻害剤を使用することによる股関節の骨折のリスクは、オッズ比（95％信頼区間）＝0.62（0.26-1.44）であった。 女性では、プロトンポンプ阻害剤を使用することによる非脊椎の骨折のリスクは、オッズ比（95％信頼区間）＝1.34（1.10-1.64）であった。 男性では、プロトンポンプ阻害剤を使用することによる非脊椎の骨折のリスクは、オッズ比（95％信頼区間）＝1.21（0.91-1.62）であった。

(http://www.fda.gov/Drugs/DrugSafety/PostmarketDrugSafetyInformationforPatientsPostmarketDr/ucm213206.htm を改変)

表 10-8　FDA の注意喚起に至った観察研究の概要　研究⑦

研究⑦	Gray 2010
対象者	2,831 人のプロトンポンプ阻害剤使用者及び 127,756 人の不使用者、50 歳-70 歳の閉経後の女性
結果	全ての骨折のリスクは、ハザード比（95％信頼区間）＝1.25（1.15-1.36）であった。股関節の骨折のリスクは、ハザード比（95％信頼区間）＝1.00（0.71-1.40）であった。脊椎の骨折のリスクは、ハザード比（95％信頼区間）＝1.47（1.18-1.82）であった。手首の骨折のリスクは、ハザード比（95％信頼区間）＝1.26（1.05-1.51）であった。いずれの骨折のリスクも、使用期間の長さに影響されなかった。

(http://www.fda.gov/Drugs/DrugSafety/PostmarketDrugSafetyInformationforPatientsPostmarketDr/ucm213206.htm を改変)

つまり、男性では、プロトンポンプ阻害剤の使用で、股関節の骨折のリスクは有意ではないものの減少の傾向を示し、非脊椎の骨折のリスクは有意に増加しました。女性では、プロトンポンプ阻害剤を使用することによって、股関節の骨折のリスクは、オッズ比（95％信頼区間）＝1.16（0.80-1.67）、非脊椎の骨折のリスクは、オッズ比（95％信頼区間）＝1.34（1.10-1.64）となりました。つまり、女性では、プロトンポンプ阻害剤の使用で、股関節の骨折のリスクは有意ではないものの増加の傾向を示し、非脊椎の骨折のリスクは有意に増加しました。

研究⑦では、0 歳-70 歳の閉経後の女性を対象に、プロトンポンプ阻害剤の使用による股関節、脊椎、手首、全ての骨折のリスクについて研究しています。そ

の結果、全ての骨折のリスクは、プロトンポンプ阻害剤の使用によってハザード比（95%信頼区間）＝1.25（1.15-1.36）と有意に増加しました。股関節の骨折のリスクは、プロトンポンプ阻害剤の使用によってハザード比（95%信頼区間）＝1.00（0.71-1.40）と変化はありませんでした。脊椎の骨折のリスクは、プロトンポンプ阻害剤の使用によってハザード比（95%信頼区間）＝1.47（1.18-1.82）と有意に増加しました。手首の骨折のリスクは、プロトンポンプ阻害剤の使用によってハザード比（95%信頼区間）＝1.26（1.05-1.51）と有意に増加しました。しかし、いずれの骨折のリスクも、使用期間の長さに影響されませんでした。

7つの研究の結果、プロトンポンプ阻害剤を使用することで何らかの骨折のリスクが有意に高くなることが判明したものが研究①、研究②、研究③、研究⑤の4つありました。しかし、プロトンポンプ阻害剤を使用しても何らかの骨折のリスクは変わらないことが判明した研究④も1つありました。研究⑥及び研究⑦については、プロトンポンプ阻害剤の使用による骨折のリスクは、部位によって異なることが判明しました。

プロトンポンプ阻害剤の用量と骨折のリスクについては、研究①では関係しないとの結果となり、研究②及び研究⑤では高用量で骨折のリスクは増加するとの結果となりました。さらに、プロトンポンプ阻害剤の使用期間と骨折のリスクについては、研究④、研究⑤、研究⑦では使用期間と骨折のリスクは関係しないとの結果となり、研究②、研究③では使用期間が長くなると骨折のリスクが増加するとの結果になりました。

▶解答

ベプラゾールナトリウム、オメプラゾール、ランソプラゾール、エソメプラゾールの添付文書及びインタビューフォームを確認すると、「海外における複数の観察研究で、プロトンポンプインヒビターによる治療において骨粗鬆症に伴う股関節骨折、手関節骨折、脊椎骨折のリスク増加が報告されている。特に、高用量及び長期間（1年以上）の治療を受けた患者で、骨折のリスクが増加した。」とあり、それらの観察研究をもとに、FDAから安全性通知が発出されていることから、Kさんとは全く無関係とは言い切れません。ただし、骨折のリスクが増加するのはプロトンポンプ阻害剤を高用量で使用した場合と明記されていました。ま

た、7つの観察研究の多くがKさんの年齢よりも高い世代を対象とした研究結果であったことから、そのままKさんに関連するとは考えにくいと思われます。さらに、7つの観察研究のうち、骨折のオッズ比が2倍以上を示したのは1つのみで、6年以上服用した患者でのオッズ比が2.49、プロトンポンプ阻害剤を7年以上服用した患者でのオッズ比が4.55でした。以上の結果をまとめると、Kさんには以下の4つの項目を説明する必要があります。

①プロトンポンプ阻害剤の服用で骨折の危険性が高くなるという報告がありました。

②ただし、骨折の危険性が高くなるのは、主に年齢が50歳以上であること、長期間服用していること、高用量のプロポンポンプ阻害剤を服用していることです。

③乳がん再発や血栓塞栓症の危険性を覚悟してまで、プロトンポンプ阻害剤服用を中止する必要はないと思います。

④骨粗鬆症は、数日で発症するものではありませんので、気になるようでしたら、処方医の先生と相談して、定期的に骨密度検査などを行ってみてはいかがでしょうか？

解説

　今回の例では、患者が何に不安を持っているのか、その不安の原因となった情報は正しいのか、納得の上で、安心して服用を継続してもらうには、どのような証拠を集めて、どのように説明したらいいのかを考えるべきではないかと思います。Kさんの相談は「**胃の症状もないのに、なぜ、この薬を飲まないといけないのか説明してほしい。そんな危険な薬をこのまま飲み続けても大丈夫なのでしょうか？　怖いので、もう飲みたくない。**」でした。そこで、「胃の症状もないのに、プロトンポンプ阻害剤を飲まないといけない理由は？」、「プロトンポンプ阻害剤は骨粗鬆症になるという週刊誌の記事の根拠は？」、「プロトンポンプ阻害剤を中止できないのか？」の3つについて添付文書とインタビューフォームから解答に繋がる情報を探すことになります。

　まず、「胃の症状もないのに、プロトンポンプ阻害剤を飲まないといけない理由は？」については、クエン酸タモキシフェンの服用による副作用の1つである血栓塞栓症の発症を予防するためにアスピリン腸溶錠が処方され、アスピリン腸溶

錠の服用による副作用の1つである消化管出血・消化性潰瘍の発症を予防するためにラベプラゾールナトリウムが処方されていることが判明しました。そのため、アスピリン腸溶錠を服用していても胃の症状がないということが、ラベプラゾールナトリウムの服用によってアスピリン腸溶錠の服用による消化管出血・消化性潰瘍の発症を予防できていることを示しています。

　次に、「プロトンポンプ阻害剤は骨粗鬆症になるという週刊誌の記事の根拠は？」については、海外での複数の観察研究の結果で確かにプロトンポンプ阻害剤の服用によって骨粗鬆症発症のリスクが高まるという報告があり、それらの結果をもとにFDAから安全性通知が発出されています。そのため、Kさんに全く無関係であると断言することはできませんが、骨折の危険性が高くなる条件としては、主に年齢が50歳以上で、高用量のプロトンポンプ阻害剤を服用していることが挙げられます。Kさんのラベプラゾールナトリウムの服用量は、1日1回5 mgであり、疾病の種類によっては1日1回20 mgと4倍量の服用が可能となっていることから、高用量とは言えません。また、プロトンポンプ阻害剤を1年以上服用した際に骨粗鬆症の発症が見られることから、Kさんが骨粗鬆症の危険性を気にする場合は、定期的に骨密度などの検査を行うのも良いかもしれません。

　さらに、「プロトンポンプ阻害剤を中止できないのか？」については、ラベプラゾールナトリウムの服用を中止することで、アスピリン腸溶錠の服用による消化管出血・消化性潰瘍の発症の危険性が高まると考えられることから、安易にラベプラゾールナトリウムの服用を中止することはできないと思います。では、ラベプラゾールナトリウムだけでなく、アスピリン腸溶錠の服用も中止することはできないのか考えてみましょう。もし、ラベプラゾールナトリウムとアスピリン腸溶錠を中止してしまうと、ラベプラゾールナトリウムの服用による骨粗鬆症の発症の危険性とアスピリン腸溶錠の服用による消化管出血・消化性潰瘍の発症の危険性はなくなりますが、クエン酸タモキシフェンの服用による脳梗塞などの血栓塞栓症を発症する危険性が高くなってしまいます。この時、クエン酸タモキシフェンと共に、ラベプラゾールナトリウム、アスピリン腸溶錠を服用することによるリスクとベネフィット、ラベプラゾールナトリウム、アスピリン腸溶錠の服用を中止することによるリスクとベネフィットを検証し、Kさんに説明する必要があると思われます。

おわりに

　今回は主に薬局での薬剤師業務で遭遇すると思われる10の事例について、可能な限り添付文書及びインタビューフォームを使って解決する方法を紹介しました。

　今後、薬学生及び新人薬剤師のみなさんは、多くの事例を経験することと思います。本書ではわずか10の事例しか紹介していませんが、薬物動態の重要な吸収、分布、代謝、排泄に関する相互作用、患者での適応など、多くの医薬品で応用できる内容になっています。

　まずは、調剤・薬歴管理などの日常業務をルーチンワークとして淡々と消化するのではなく、1人ひとりの患者や1枚の処方せんを十分に検討し、そこから疑問を抽出し、解決していくことが重要です。

　どれだけ読み込んでも添付文書やインタビューフォームでは対応できない事例が出てきた時に、いよいよ、ICTの環境を駆使して、英文及び和文の論文を検索し、収集した論文を十分に吟味する業務にステップアップしていくことができます。

　みなさんの実習先や勤務先にもDI業務（Drug Information Services）に精通された薬剤師がいらっしゃるかもしれません。その場合は、非常に幸運な環境にいることを自覚され、そのような方から指導を受けながら、実践的に方法を身につけることをお勧めします。

　最後になりますが、本書がシリーズ化された際には、将来、読者のみなさんの中から共著者になってくださる方が出てくることを心よりお待ちしています。

平成28年9月
著者を代表して

波多江　崇

索 引

英 字

●A
α-グルコシダーゼ阻害剤　22

●C
CYP1A2　37
CYP2C9　11, 12, 13, 15, 16, 17, 18, 19, 20, 21, 37
CYP3A4　10, 11, 12, 15, 16, 17, 18, 19, 20, 21, 37

●D
dipper　90, 91, 94, 95, 96, 97, 100, 101

●H
HIV プロテアーゼ阻害剤　12
HMG-CoA 還元酵素阻害剤　8, 15, 16, 18, 20, 21

●I
Impact Factor　55

●L
Lancet　55, 56, 57
LDL-コレステロール値　8

●N
non dipper　90, 91, 94, 95, 96, 97, 100, 101

●P
P-450　37, 38
P-糖蛋白　37, 38

●R
riser　90, 100

和 文

●あ
アカルボース　22
アシクロビル　1
アスピリン腸溶錠　102
アセトアミノフェン　66
アトルバスタチン　8
アムロジピン　8, 86

アルブミン　15, 37
アレルギー性鼻炎　43, 49, 52
アレンドロン酸ナトリウム　53
胃潰瘍　77, 78, 102, 105, 106
胃酸分泌作用の指標　79
医薬情報担当者（medical representative、MR）　31
運動療法　8, 25, 26, 27, 28
エソメプラゾール　109, 110, 116
エファビレンツ　12
オッズ比（95%信頼区間）　112, 113, 114, 115
オメプラゾール　109, 110, 116

●か
拡張期血圧　27, 94, 95, 96
活性代謝物　3, 4, 5, 6
過量投与　2, 7
間歇投与　67
疑義照会　2, 18, 79, 83
希釈作用　50, 52
空腹時血糖　26, 28
クエン酸タモキシフェンによる抗ホルモン療法　102
グリメピリド　8
クレアチニンクリアランス　1, 2, 7
経口ブドウ糖負荷試験　26, 28
血液検査　2, 8
血漿蛋白結合率　14
血栓塞栓症の予防　103, 104
血栓予防　31, 33, 103
降圧薬　29, 86, 94, 97, 98, 99, 100
抗ウイルス化学療法剤　1
抗エストロゲン剤　102
口渇　15, 49, 50, 52
抗凝血作用　37
口腔内崩壊錠　77
高血圧症　8, 16, 18, 25, 26, 27, 28, 86, 91, 94,

95, 96, 97, 100, 101
高血圧治療ガイドライン 2014　89, 90, 91, 94, 97, 98, 99
高トリグリセリド血症　26, 27
高尿酸血症　77
後発医薬品　22, 23, 24, 28, 29, 30
抗ヒスタミン薬　49
骨粗鬆症のリスク　102, 107
骨密度検査　117

● さ
サイアザイド系利尿薬　94, 97, 100
ジアゼパム　66
脂質異常症　16, 18, 25, 26, 27, 28
持続性カルシウム拮抗薬　8
湿潤熱　46, 47, 48, 49, 50, 51, 52
収縮期血圧　27, 86, 89, 94, 95, 96, 99
小児用解熱鎮痛剤　66
小児用抗けいれん剤　66
初回通過効果　5
食塩感受性ではない高血圧症患者　91, 92, 93, 94
食塩感受性の高血圧症患者　91, 92, 93, 94, 100
食事療法　8, 25, 26, 27, 28
腎機能の低下　1, 2, 3, 89
心血管及び脳血管イベント　31, 33, 34, 35
心血管死のリスク　90, 96, 97, 100, 101
人年法　39, 40
腎排泄型薬物　1
シンバスタチン　16, 17, 18, 21
スルホニルウレア系経口血糖降下剤　8
絶対リスク減少率（Absolute Risk Reduction：ARR）　36
全身性塞栓症　32, 35, 36, 38, 39, 40
先発医薬品　22, 23, 24, 28, 29
相対リスク（Relative Risk：RR）　38
相対リスク減少率（Relative Risk Reduction：RRR）　38

● た
帯状疱疹　1, 2, 3, 7
耐糖能異常　22, 23, 24, 25, 26, 27, 28
体内動態　5, 6
ダビガトラン　31
チアジド系利尿薬　86
腸溶性製剤　84
治療必要数（Number Needed to Treat：NNT）　36
低 HDL コレステロール血症　26, 27
テラプレビル　11
糖尿病　8, 14, 15, 16, 17, 18, 19, 20, 21, 23, 25, 26, 27, 28, 98, 114
トウモロコシデンプン　43, 44, 46, 48, 51, 52
呑酸　77

● な
軟便　43
2 型糖尿病　23, 24, 25
24 時間胃内 pH モニタリング　79, 80, 81
24 時間分泌　79
乳がんの再発予防　102, 103
乳糖　43, 44, 46, 48, 51, 52
尿中排泄率　4, 5, 6, 7
熱感　45, 46, 47, 48, 49, 51, 52
熱性けいれんの再発予防　66, 68, 75
熱性けいれんの診療ガイドライン 2015　69, 70, 71
年間イベント発現率　32, 35, 39
脳卒中　32, 35, 36, 38, 39, 40, 91, 100
ノルアドレナリン α 受容体刺激薬　49

● は
ハードファット　74, 75
バイオアベイラビリティ　37
ハザード比　32, 40, 115, 116
ピタバスタチン　16, 17, 18, 21
ヒドロクロロチアジド　86
ビフィズス菌　43, 44, 45, 47, 48, 49, 51, 52
非弁膜症性心房細動　31, 32, 36, 38, 40, 41
非劣性試験　34, 35

服薬コンプライアンス　33, 34, 35, 38
服用タイミング　77, 78
プラセボ対照二重盲検比較試験　53, 54, 55, 59, 62, 64
プラバスタチン　16, 17, 18, 19, 21
フルバスタチン　16, 17, 18, 21
プロドラッグ　5, 84
プロトンポンプインヒビター　77, 83, 84, 85, 108, 109, 110, 111, 116
分配係数　72, 73
平均動脈圧　91, 92, 93, 94
並行群間試験　62
ペンタガストリン刺激分泌　79
ボグリボース　22
保険適用上の条件　28
補正係数　7

● ま
前向き研究　35, 38, 61
ミグリトール　22
みぞおちの痛み　77

未変化体　3, 4, 5, 6
メシル酸ネルフィナビル　12
メタボリックシンドロームの診断基準　27

● や
夜間の排尿　87, 88, 89, 99
薬物代謝酵素 P-450　37
薬物動態学的相互作用　10, 19, 21
薬力学的相互作用　10, 14, 19, 21
優越性試験　32
有効濃度域　68, 75
遊離型薬物量　15, 19

● ら
ラベプラゾールナトリウム　102
ランソプラゾール　77, 109, 110, 116
リファンピシン　11, 12
ロキソプロフェンナトリウム　13, 29
ロスバスタチン　16, 17, 18, 19, 21

● わ
ワルファリン　31

薬学生・薬剤師のための
添付文書徹底活用術
〜Q&Aで学ぶ適正使用10事例〜

2016年10月5日　第一刷発行

　［編著］波多江崇、［著］竹下治範、竹永由紀子
　発行　　株式会社薬事日報社（http://www.yakuji.co.jp/）
　　　　　〒101-8648　東京都千代田区神田和泉町1番地
　　　　　電話 03-3862-2141（代表）　FAX 03-3866-8408
　印刷・製本　三報社印刷株式会社

ⓒ2016 Printed in Japan
ISBN 978-4-8408-1372-3
定価はカバーに表示してあります。
乱丁・落丁本がございましたらお取り替えいたします。